Dr MAURICE THIERRY

EX-INTERNE DE L'HOPITAL GÉNÉRAL
DE DIJON

Trachome

et

Climatothérapie

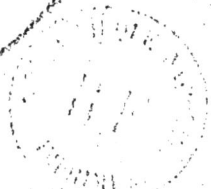

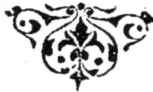

DIJON

IMPRIMERIE Vᵛᵉ Paul BERTHIER

12, rue Berbisey, 12

1919

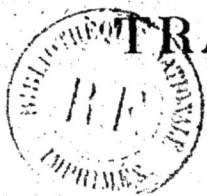

TRACHOME

ET

CLIMATOTHÉRAPIE

Dʀ Maurice THIERRY

EX-INTERNE DE L'HOPITAL GÉNÉRAL

DE DIJON

Trachome

et

Climatothérapie

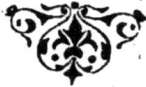

DIJON

IMPRIMERIE Vᵛᵉ Paul BERTHIER

12, rue Berbisey, 12

—

1919

A MON PÈRE — A MA MÈRE

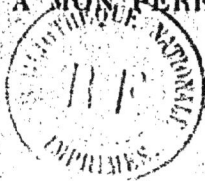

*Je dédie ce modeste travail, faible
gage de mon infinie reconnaissance
et de mon inaltérable affection.*

A MA FEMME

A MON FRÈRE

A MES SŒURS

A MES PARENTS

A MES AMIS

A LA MÉMOIRE DE MES CAMARADES
TUÉS A L'ENNEMI

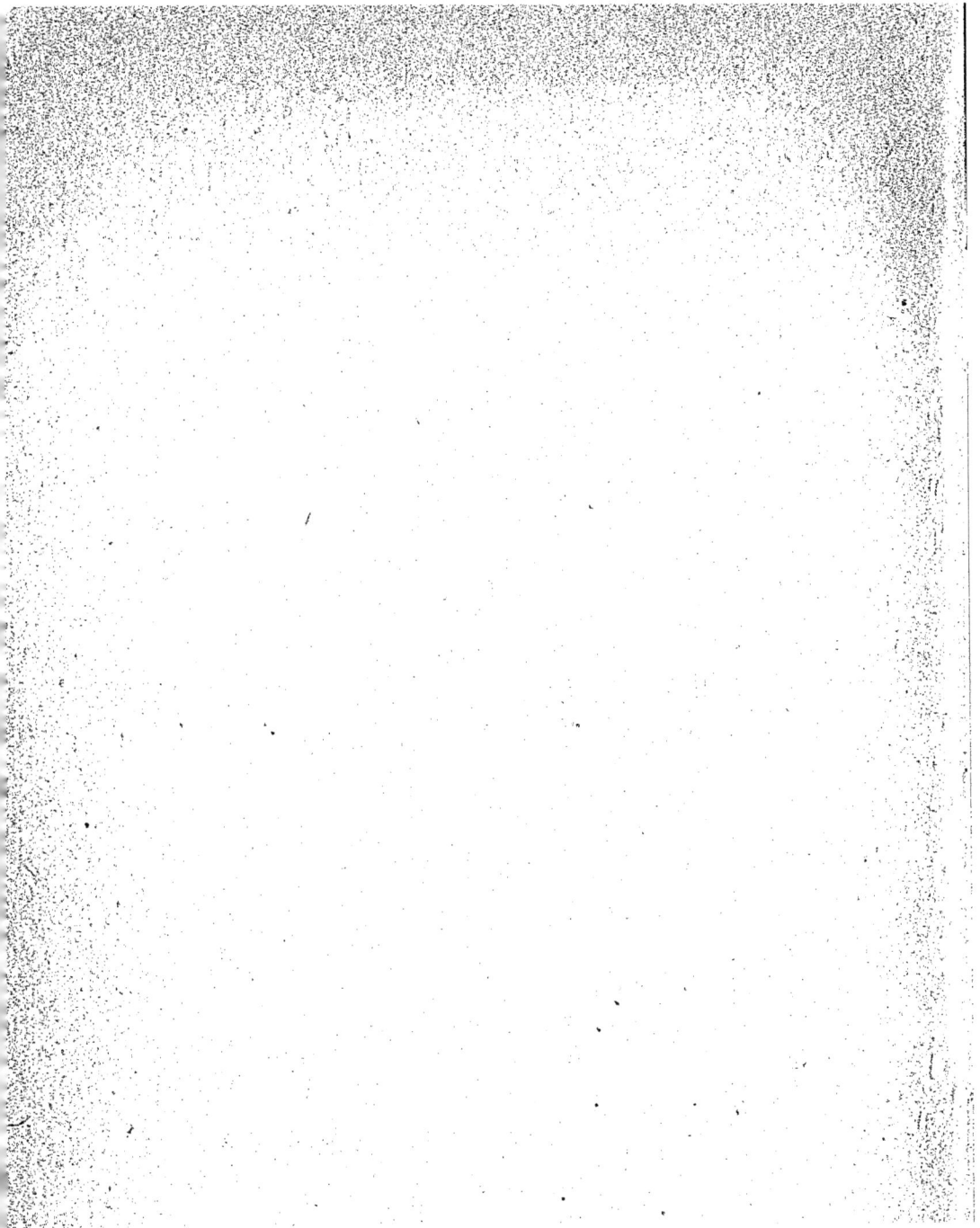

A Monsieur le Professeur ROLLET

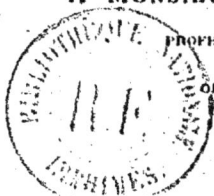

PROFESSEUR DE CLINIQUE OPHTALMOLOGIQUE
CHIRURGIEN DES HÔPITAUX
OFFICIER DE LA LÉGION D'HONNEUR

Nous lui devons le sujet de cette thèse et il nous fait aujourd'hui l'honneur d'en accepter la présidence.

Il fut toujours pour nous un maître bienveillant, ne nous ménageant ni ses instants, ni ses conseils. Nous l'en remercions bien vivement et l'assurons de notre profonde reconnaissance.

A NOS MAITRES

DE L'ÉCOLE DE MÉDECINE ET DE L'HÔPITAL DE DIJON

MM. LES DOCTEURS

DEROYE

ANCIEN DIRECTEUR DE L'ÉCOLE DE MÉDECINE
PROFESSEUR DE CLINIQUE MÉDICALE

ET

PARIZOT

PROFESSEUR DE CLINIQUE CHIRURGICALE

dont nous fûmes l'interne.
Ils nous ont témoigné de tout le
la plus grande bienveillance. Nous
prions d'agréer ici l'hommage de la
sympathie la plus vive que nous dicte
notre gratitude respectueuse.

MM. LES DOCTEURS

DUBARD, PETITJEAN, LUCIEN, LECLERC,
TASSIN, BARON, GAULT, LONGIN.
JEAN DEROYE ET GUÉRIN

qui ont guidé avec sollicitude nos pre-
miers pas et auprès de qui nous avons
toujours trouvé le meilleur accueil.
Nous n'oublions pas tout ce que nous
leur devons et les prions de trouver ici
l'expression de notre affection, de notre
reconnaissance, de notre inaltérable
souvenir.

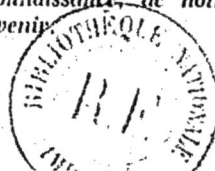

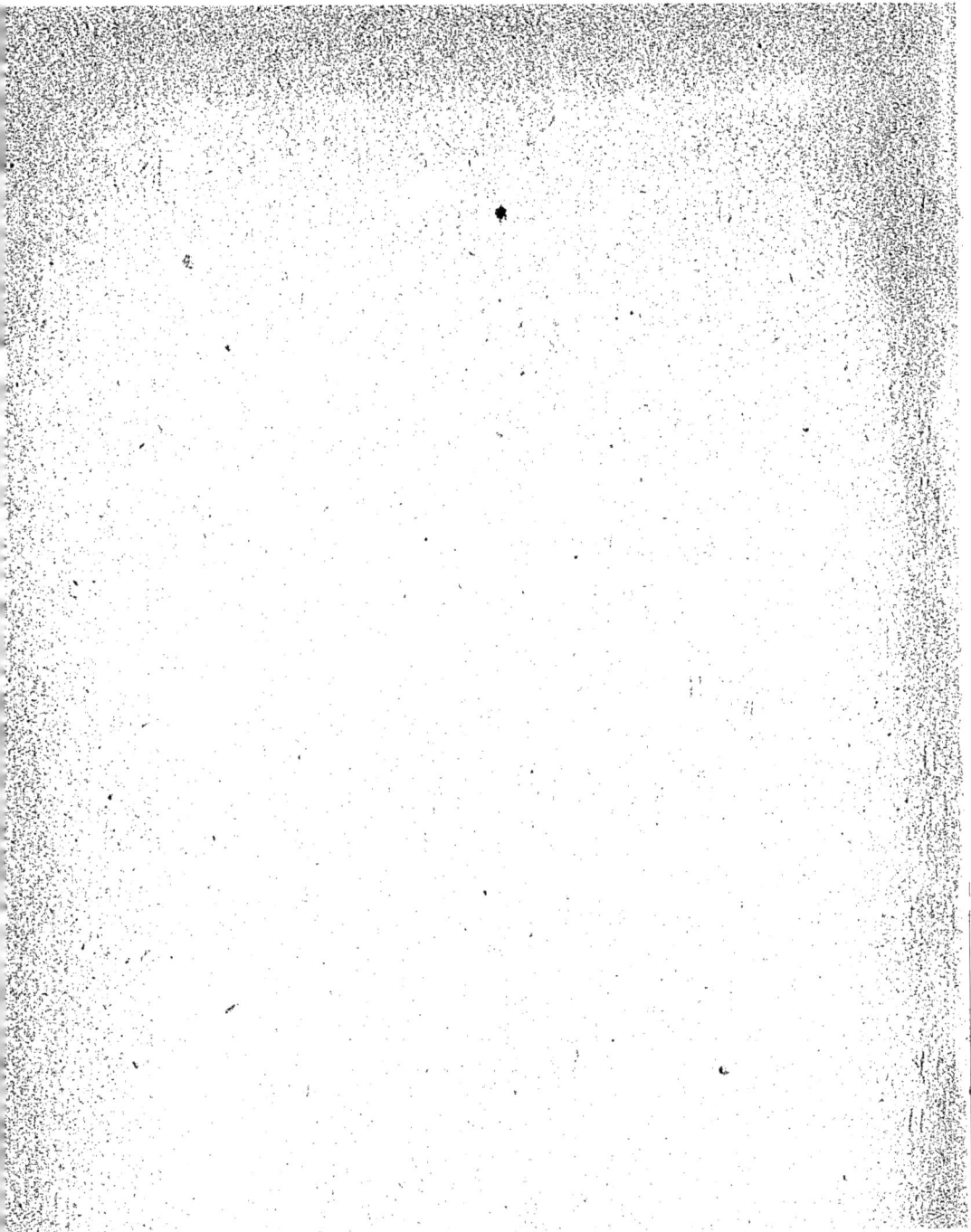

A NOS MAITRES

DE LA FACULTÉ DE MÉDECINE DE LYON

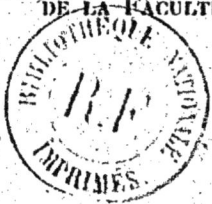

dont les cours, les cliniques et les examens au lit du malade nous ont permis de reprendre rapidement le cours de nos études au retour des armées.

Qu'il nous soit permis de remercier tout particulièrement les professeurs :

BÉRARD, ROQUE, PAVIOT, COLLET,

Monsieur le Professeur agrégé VORON,

qui nous ont toujours accueilli avec la plus grande bienveillance;

Le Docteur GENET

dont l'aimable accueil nous permit de puiser dans son service certaines données de cette thèse.

INTRODUCTION

Durant un séjour de quelques mois dans le sud tunisien, en 1914, où nous remplacions, à Maknassy, le Dr Chirpaz, puis ensuite au 4e régiment de marche de tirailleurs indigènes, auquel nous avons eu l'honneur d'appartenir pendant la guerre, nous avions eu l'occasion de voir un assez grand nombre de cas de trachome. De là nous est venue l'idée de cette thèse que M. le professeur Rollet nous engagea vivement à traiter.

Nous avons divisé notre étude en trois chapitres. Nous avons cru devoir donner, en un premier chapitre, quelques notions sur le trachome, pour bien montrer ce qu'est cette affection.

Dans un second, nous avons présenté différentes statistiques du trachome, dans le monde et en France, avant la guerre.

Enfin, notre troisième chapitre contient les résultats que nous avons pu tirer de la compulsion des registres de consultations et d'hospitalisations du Centre d'ophtalmologie de la XIVe région, ainsi que ceux qui découlent du fonctionnement d'un hôpital spécial de trachomateux basé sur le traitement par l'altitude.

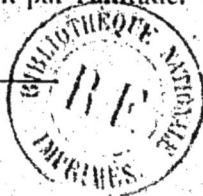

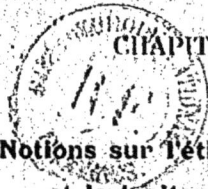

CHAPITRE PREMIER

Notions sur l'étiologie, la pathologie
et le traitement du trachome

Le trachome ou conjonctivite granuleuse est une affection de la conjonctive à marche lente, contagieuse, et le plus souvent bilatérale, qui se termine par cicatrisation et entraîne une lésion permanente de l'œil.

Il est dû probablement à un microbe, se caractérise par une inflammation de la muqueuse oculaire se présentant sous forme de granulations ou de bourgeonnements, et s'accompagne généralement de multiples complications qui peuvent compromettre gravement la vision.

L'origine du trachome remonte à la plus haute antiquité. Hippocrate l'avait déjà signalé et Celse l'avait décrit. Fréquent parmi les légions romaines, il disparut au début de l'ère chrétienne puis fit deux nouvelles mais courtes apparitions sous le règne de Charlemagne et celui de Louis IX.

Ce n'est qu'après l'expédition d'Égypte qu'avec les armées de Napoléon il envahit toute l'Europe, où il fit d'immenses ravages.

Bien étudiée au XIXᵉ siècle, cette affection passionna de plus en plus les ophtalmologistes ; aussi des recherches

2

furent-elles entreprises et continuent-elles de tous côtés sur les différents points obscurs de la maladie et particulièrement sur son anatomie pathologique.

On s'accorde assez facilement sur son étiologie pour reconnaître que le trachome est dû à un microbe inconnu. Cependant Nicolle, L. Blaisot et A. Cuénod, à la suite de nombreuses expériences faites en 1912 sur des magots, auraient conclu que l'agent invisible du trachome serait un microbe filtrant.

Quelques différences subsistent seulement sur son mode de transmission, mais toutefois tous les auteurs sont d'accord pour admettre la nécessité du transport du contage d'œil à œil et pour rejeter la contagion par l'intermédiaire de l'air seul.

Selon le professeur Blanco la contagion se fait par la pénétration dans la conjonctive d'éléments solides provenant du grain trachomateux. Tout objet peut servir de véhicule, quoique l'agent trachomateux ait peu de résistance en dehors de la conjonctive qui le produit. Cette infection serait, du reste, favorisée par l'état général du sujet : asthénie de toute origine, manque de propreté, etc.

Il est probable, comme le pensent Leber et Hartmann, qui ont étudié la question à Trieste, où l'affection est fréquente dans les écoles, que la transmission se fait surtout par le contact direct des linges qui servent à plusieurs enfants lorsqu'ils sortent du bain.

Eaton accuse surtout les mouches de transporter le contage et s'appuie, pour avancer cette opinion, sur la fréquence de l'affection parmi les bouviers et les palefreniers.

En tous cas, que la transmission soit établie par des linges malpropres ou par les mouches, il est certain qu'elle est favorisée par la malpropreté. Le trachome, en effet, sévit particulièrement en Europe chez les gens sales, habitant les quartiers les plus pauvres et les plus populeux des grandes villes. Le grand nombre de trachomateux parmi les Indigènes de l'Afrique du Nord est certainement dû à la même cause.

On verra donc l'affection gagner surtout les membres d'une même famille, le plus souvent vivant dans une grande promiscuité. Elle se fera surtout entre enfants, entre adolescents, entre jeunes femmes de tempérament lymphatique.

Deux autres notions interviennent concernant la contagion du trachome, en dehors de celles que nous venons d'indiquer, ce sont celles de race et d'altitude.

On a prétendu que certaines races présentent une immunité contre le trachome, comme la race celte et la race noire. Cette immunité est bien relative. Ne trouvons-nous pas de trachome, et beaucoup même, dans le Hainaut, pays des Celtes? N'avons-nous pas vu des nègres atteints de trachome? La guerre nous a permis d'en observer quelques cas. Mais peut-être, en effet, sont-ils plus rares que ceux que nous avons relevés chez les sujets de races arabe et juive que chacun sait très réceptives au trachome.

Quant à l'altitude on l'a citée jusqu'à ce jour comme incompatible avec l'existence du trachome qui, suivant certains, ne pourrait se développer au-dessus de 400 mètres. Nous verrons dans la suite quelle créance il faut avoir en cette affirmation.

Au début du xixᵉ siècle on ne considérait pas la granulation comme la lésion primordiale du trachome, mais, au contraire, comme une lésion surajoutée, consécutive à l'inflammation de la conjonctive. Ce n'est que vers 1850 que Arlt et Thiry en établirent le caractère spécifique.

La granulation trachomateuse est une petite masse arrondie, sous-épithéliale, mesurant de 1 à 2 millimètres de diamètre. Elle ne se trouve jamais isolée, mais en placards, pressés les uns contre les autres. Elles siègent tout d'abord au fond du cul-de-sac conjonctival supérieur, puis envahissent la muqueuse au niveau du cartilage tarse de la paupière supérieure. La granulation est formée de cellules à gros noyaux, entourées de tissu conjonctif et porte à sa base un réseau de fins capillaires.

Avec le temps ces granulations évoluent de différentes façons.

Certaines peuvent disparaître purement et simplement par résorption, d'autres se transformer en tissu fibreux, d'autres enfin s'ulcérer puis, par la suite, entraîner des cicatrices rétractiles qui produisent de l'entropion.

De même du côté de la cornée, par un processus identique, se développent le pannus d'abord puis ensuite des leucomes diffus.

Des recherches nombreuses ont été faites dans tous les pays concernant l'origine de la granulation trachomateuse. Il est vraisemblable qu'un élément microbien est à la base de cette production.

Dès 1881 Hirschberg et Krause examinent la sécrétion conjonctivale du trachome et y trouvent, à la période aiguë seulement, des éléments ayant la forme de petits bâtonnets.

Sattler, en 1883, Michel, en 1886, et d'autres encore, trouvent à la surface de la conjonctive granuleuse ou dans le résidu d'une granulation des diplocoques plus petits que le gonocoque, ou de petits bacilles.

Müller, en 1897, trouve un bacille analogue à celui de l'influenza, Addario des staphylocoques.

Plus tard, M. Morax, malgré de nombreux examens, ne rencontre jamais les bacilles décrits par Müller, et exceptionnellement les micrococques de Sattler et de Michel; il ne donne, du reste, à ces derniers aucune importance et déclare qu'ils doivent être considérés comme de simples saprophytes.

C'est en 1907 que de nouveaux résultats furent apportés à peu près à la même époque par Prowazek et Halberstaedter d'une part et par Greef d'autre part.

Prowazek décrivit des corpuscules qu'il considérait comme des protozoaires et les appela « clamydozoa ».

Greef les étudia aussi et les décrivit. Ils sont constitués par un corps arrondi, plus petit que les micrococques les plus fins. Ils se colorent par le mélange de Giemsa parfois en rouge, d'autres fois en violet, ne prennent pas le Gram, sont entourés par une zone claire. On peut en distinguer deux sortes :

1º Des corpuscules intra ou extra-cellulaires, groupés souvent par deux, comme des diplocoques;

2º Des corpuscules entourés d'une enveloppe, un peu plus volumineux que les premiers, et coiffant plus ou moins le noyau. On trouve ces corpuscules dans les granulations trachomateuses, entre les granulations et dans l'exsudat conjonctival.

Ces corpuscules sont bien le point initial et générateur du trachome. C. di Santo, dans ses recherches à la clinique de Greef, les trouve toujours dans les cas de trachome non traités, et Clausen estime que leur absence permet d'écarter cette affection, alors même que l'aspect clinique est typique.

Au point de vue expérimental Greef ne réussit pas tout d'abord à produire le trachome, mais les Italiens Bertarelli, Bajardi et Ceccheto, et plus tard Hess et Rœmer réussirent à produire une conjonctivite granuleuse sur des cynocéphales babouins.

De même Greef lui-même, avec di Santo, finit par obtenir le même résultat sur des orangs-outangs, et enfin produisit un trachome grave sur un homme, après deux tentatives infructueuses, par l'injection dans l'œil des corpuscules.

Bietti et Bietti, après examen au point de vue de l'existence des corpuscules sur 30 cas de trachome et 100 cas de conjonctivites diverses, trouvent des corpuscules trachomateux chez 6 malades sur 8 cas de trachome ancien non traités et chez 13 malades sur 15 cas de trachome récent; ils n'en trouvent pas dans les différentes formes de conjonctivite. Il faut donc admettre que les corpuscules du trachome ne sont pas spécifiques, comme le prétend Clausen, mais qu'ils ont toutefois une valeur pour le diagnostic de cette affection.

Ceccheto précise plus encore les cas dans lesquels existent les corpuscules de Prowazek et Halberstaedter. Il les trouve presque exclusivement dans l'affection

récente et non traitée, très rarement dans la conjonctivite trachomateuse soignée au nitrate d'argent ou au
sulfate de cuivre, jamais dans le trachome ancien ou
dans une poussée aiguë d'un trachome ancien.

Le pannus ou kératite vasculaire est une infiltration
leucocytaire dense qui se glisse entre l'épithélium et la
membrane de Bowmann. Ichikawa conclut de ses
recherches que l'on trouve dans le pannus une proliféra-
tion de cellules plasmatiques, de tissu conjonctif
jeune et de vaisseaux.

Gallenga et Cecchelo n'ont jamais rencontré dans les
néoformations du pannus cornéen, même récent, les
corpuscules de Prowazek.

L'étude clinique du trachome comprend deux formes:
l'une aiguë, l'autre chronique.

Le trachome aigu peut débuter par une très vive
inflammation, avec œdème et formation de granulations. Cette inflammation s'accompagne parfois d'un
écoulement catarrhal ou purulent. Mais le plus souvent le début du trachome peut passer totalement ina-
perçu; le malade ressent seulement une sensation de
gêne, l'écoulement est insignifiant. Dans ce cas ce n'est
qu'au bout de plusieurs mois que le malade vient con-
sulter le médecin, alors que les lésions sont déjà fort
avancées.

Les principaux symptômes subjectifs accusés par le
malade sont de la gêne, la sensation de graviers, du lar-
moiement, de la photophobie. Comme signes objectifs
on trouve un léger ptosis, du gonflement de la paupière
supérieure.

À l'examen du malade au jour et après avoir retourné la paupière supérieure on aperçoit les granulations occupant surtout le cul-de-sac conjonctival supérieur et la région tarsienne. Plus tard toute la région tarsienne devient très rouge, les granulations se détachant en vésicules blanc grisâtre de 1 à 2 millimètres. Peu à peu elles envahissent toute la conjonctive palpébrale, le repli semi-lunaire et même les voies lacrymales.

Parfois, au lieu d'être très grosses, les granulations sont au contraire petites. On distinguait autrefois cette forme de celle à grosses granulations; en réalité elles n'en forment toutes deux qu'une seule.

Il arrive aussi que les granulations sont si petites et si confluentes qu'elles apparaissent sous la forme d'un dépôt gélatineux; à cette forme on a donné le nom de trachome gélatineux.

Au point de vue de son évolution Mac Callan divise le trachome en quatre périodes :

La première période est caractérisée par les petites inégalités et granulations que nous venons de décrire. Il y a parfois à cette période une sécrétion assez abondante.

Dans la deuxième période la sécrétion est habituelle, les granulations sont nombreuses et il peut même y avoir de l'hypertrophie papillomateuse.

La troisième période est caractérisée par un début de cicatrisation qui se complétera à la quatrième période.

Ce stade cicatriciel peut s'accompagner de rétraction considérable pouvant entraîner du symblépharon et de l'entropion. Enfin, dans les cas graves, la conjonctive

peut se déssécher, entraînant du xérosis, affection indé-
lébile.

Les choses se passent ainsi lorsque l'affection a été
bien traitée. Mais nous voyons assez souvent des cas
négligés. Chez ces derniers malades la grosse compli-
cation est le pannus. A l'examen à l'éclairage oblique
on aperçoit une opacité superficielle grisâtre, dépolie,
en forme de croissant, partant de la partie supérieure
de la cornée et parcourue par de nombreux vaisseaux
superficiels ayant une disposition verticale ou plus ou
moins radiée. Le plus souvent après guérison le pannus
laisse de l'opacité de la cornée, plus ou moins intense
suivant l'épaisseur de la cornée envahie par ce processus.

Les principaux signes cliniques de l'affection étant
décrits, il nous reste à étudier le traitement du trachome
et sa prophylaxie dont le rôle est des plus importants.

Le traitement a pour but :

1° De supprimer la sécrétion qui joue le principal
rôle dans la transmission de l'affection, le trachome
dépourvu de sécrétion étant le plus souvent peu trans-
missible ;

2° De supprimer les granulations avant leur ulcéra-
tion et la formation de larges cicatrices.

Pour faire disparaître la sécrétion, le remède le plus
efficace est le nitrate d'argent en solution à 1 pour 100,
en instillation tous les deux jours sur la muqueuse des
deux paupières mises en ectropion ; on aura soin de
neutraliser ensuite par une solution saline.

La solution d'argyrol à 2 pour 10 peut également être

employée ; elle a l'avantage de pouvoir être confiée au malade qui se traitera ainsi lui-même.

Une fois l'assèchement obtenu il faut s'attaquer directement aux granulations. De nombreuses méthodes que nous allons indiquer ont été employées à cette fin.

La plus courante, la plus ancienne et la plus employée aussi est le cristal de sulfate de cuivre taillé en crayon. Il convient parfaitement dans les cas où les granulations ne sont pas trop volumineuses ni trop abondantes. Il faut avoir soin de retourner la paupière pour éviter de toucher la cornée avec le cristal de sulfate de cuivre, et appliquer ensuite sur l'œil traité un pansement humide qui atténuera la douleur parfois très grande provoquée par cette application.

A ce procédé, on peut associer le massage avec l'acide borique pulvérisé, mélangé ou non à d'autres produits, pratiqué sur la paupière retournée jusqu'à saignement de la conjonctive.

Mais le volume et le nombre des granulations sont parfois tels que l'on doit souvent s'adresser à la méthode opératoire. On aura alors recours à l'expression des follicules, soit à la pince à pression de Dohnberg (dont les extrémités sont recourbées en forme de crochets) ou à l'expresseur de Kuhnt.

Un moyen beaucoup plus simple encore, et préconisé par certains auteurs, est le brossage avec une brosse à dents suivant la méthode de Manolescu, ou le grattage avec un papier verré stérilisé suivant la méthode de Coover.

L'excision, produisant une forte rétraction cicatricielle, n'est indiquée que lorsque le trachome est à forme végétante et qu'il existe, par suite, un fort soulèvement du tarse.

De nouvelles méthodes ont été préconisées depuis l'année 1911. C'est ainsi que Kardo-Sysoieff emploie un tube courbé contenant 10 milligrammes de radium appliqué sur toute la surface de la muqueuse palpébrale ; l'application ne doit pas dépasser 10 minutes chaque fois et se répéter plus de 2 fois par semaine. Dès le lendemain on obtiendrait une action analgésique.

Mohr et Baum ont obtenu de bons résultats par la lumière de quartz dans les cas de trachome récent ; la méthode est assez dangereuse à employer, le malade doit être parfaitement tranquille et le globe oculaire doit être garanti contre les rayons de la lumière par une plaque métallique.

Grönholm a essayé la photothérapie de Finsen modifiée par Lundsgrand. Une seule exposition à la lumière pendant 10 minutes suffirait ; tout le traitement peut être fini au bout d'un mois, mais il ne faut employer cette méthode que lorsque la cornée est saine.

De Mets s'adresse à l'acétate de plomb, qui produirait le flétrissement, puis la disparition totale des granulations ; Rudas emploie l'acide iodique en baguette. Enfin Heartson pratique l'attouchement des follicules au moyen d'un crayon de neige carbonique taillé en pointe. Ces derniers procédés n'ont pas donné encore de résultats utilisables en pratique.

De tous les traitements que nous avons passés en revue, les plus vieux ont été jusqu'ici les meilleurs : nitrate d'argent, sulfate de cuivre avec les différents moyens d'expression.

Le pannus, dépendant de l'état de la conjonctive, sera lui-même amélioré par le traitement des granulations. Il sera également bien influencé par l'atropine. S'il est par trop épais, il faut procéder à un curetage. On a aussi recommandé la cautérisation des vaisseaux qui l'irriguent, leur section ou même leur extirpation. Terson recommande, lorsque le pannus ne disparaît pas après amélioration du trachome conjonctival, les applications de poudre de jequirity pendant 3 minutes, suivies d'un lavage minutieux.

Quant aux complications palpébrales, telles que l'ectropion, l'entropion, le trichiasis, le blépharophimosis, elles relèvent des divers modes opératoires de ces affections.

La prophylaxie du trachome est la question la plus importante et celle qui, bien appliquée, fera un jour disparaître complètement cette maladie.

Que le trachome soit aigu ou que la sécrétion ait disparu, les objets de toilette, mouchoirs, literie devront toujours être absolument personnels.

En période aiguë, le trachomateux devra toujours être isolé. L'ouvrier ne devra pas fréquenter l'atelier, l'écolier l'école. Ils seront autorisés à reprendre leurs occupations seulement lorsque tout écoulement aura cessé, et à la condition absolue qu'ils prendront bien toutes les précautions nécessaires pour ne pas infecter leurs camarades d'atelier ou d'étude.

Une grande place devra être donnée à l'assainissement des quartiers populeux et à l'hygiène de l'habitation.

Dans certains pays, comme l'Allemagne, la déclaration du trachome est obligatoire dans plusieurs districts.

Aux États-Unis, en 1897, le Congrès de Washington modifia la loi américaine, au sujet de l'émigration, en classant le trachome parmi les maladies contagieuses et en frappant d'exclusion ceux qui en sont affectés. Tout émigrant est examiné par un oculiste. Ceux qui paraissent douteux sont mis en observation dans un hôpital de détention ; ceux qui sont atteints sont renvoyés dans leur pays aux frais de la compagnie qui les a transportés en Amérique.

La même mesure est appliquée au Canada depuis 1901.

En France, il n'existait, avant la guerre, aucune réglementation analogue ; cependant, l'ophtalmie granuleuse est mentionnée parmi les maladies à déclaration facultative.

Mais faire du trachome une maladie à déclaration obligatoire ne peut suffire pour assurer sa disparition. Il faudrait surtout s'occuper activement des trachomateux, fonder des hôpitaux spéciaux où ils pourraient recevoir les soins nécessaires à leur état, et surtout établir la gratuité du traitement. La surveillance de l'entrée en France des immigrants devrait être à la base de toute bonne prophylaxie.

Nous verrons, dans le développement de cette étude, que beaucoup a été fait dans ce sens pendant la guerre. Il est à souhaiter que les mesures prises durant ces cinq années se perpétuent pour mettre obstacle au développement du trachome en France, qui peut y pénétrer si facilement avec tous les peuples dont la main-d'œuvre aura besoin si longtemps encore, tant dans notre industrie et notre commerce que pour la reconstitution de nos régions dévastées.

CHAPITRE II

De la répartition du trachome

Nous nous proposons simplement, dans ce chapitre, de donner un court aperçu de la fréquence du trachome dans le monde. Nous nous sommes inspiré, pour cela, de la thèse très documentée du D' Bourgeon, faite en 1911, dans le service de M. le Professeur Rollet : *Le Trachome à Lyon*, et avons puisé dans cet ouvrage la plupart des statistiques que nous donnerons. Qu'il nous soit permis de remercier le D' Bourgeon de la grande aide qu'il nous apporte.

Nous passerons successivement en revue l'Afrique, l'Asie, l'Amérique, puis enfin l'Europe pour nous attarder particulièrement sur la France et la région lyonnaise.

Les régions de l'*Afrique* le plus atteintes sont constituées par le nord du continent, Algérie et Tunisie, ainsi que l'Egypte.

Cuénod estime que 50 % des consultants ophtalmiques, en Tunisie, sont atteints de trachome, fournis surtout par des indigènes pauvres, des Siciliens et des Maltais.

Au Caire, on trouve 65 à 70 % de trachome dans la classe pauvre ; 50 à 55 % chez les riches.

A Alexandrie, MM. Moras et Lakah sont arrivés au chiffre énorme de 93 % dans les écoles primaires pendant l'année 1902.

En *Asie*, certaines régions sont particulièrement atteintes. C'est ainsi que l'on trouve :

à Canton....... 70 %;
à Hong-Kong .. 70 %;
à Tokio......... 14 %, d'après Hartson.

L'*Amérique du Sud* fournit surtout un gros contingent de trachomateux par la région de Saint-Paul (Brésil). De 1889 à 1911, Déméria donne une moyenne de 10,3 % à Buenos-Ayres.

Dans l'*Amérique du Nord*, on trouve 6 % le long du Mississipi, 3,6 % à Montréal (Canada) et 13 % parmi les écoliers à New-York.

S. Fernandez, à la Havane, signale de 1903 à 1908 : 318 cas de trachome sur 6.474 malades, soit 4,91 %, et 282 de 1908 à 1910 sur 4.463 malades, soit 6,31 %. Parmi ces granuleux, 125 étaient originaires de Cuba, 58 d'Espagne, 66 de Turquie, 22 de Chine, 5 d'Italie.

En *Europe*, le trachome est répandu d'une façon très inégale. Certains pays, comme la Suisse, semblent en être à peu près dépourvus, alors que d'autres, au contraire, tels que la Belgique et l'Allemagne, pour ne citer que ces deux États, abritent, malgré les mesures sanitaires prises, un très gros contingent de granuleux.

En *Belgique*, le D\r Chibret signale :

à Courtray......... 80 %;
à Louvain .... 21 %;

à Bruxelles .... 8 %;

à Mons .... 5 %.

En *Hollande*, et particulièrement à Amsterdam, une statistique établie par le Dr Jita sur 4.250 enfants fréquentant les écoles, donne :

en 1880 .... 35 %;

en 1897 .... 15,5 %;

en 1900 .... 7,8 %.

L'*Allemagne* peut se diviser en deux foyers : l'un constitué par les pays limitrophes de la Belgique et de la Hollande, l'autre par la Prusse.

La proportion serait :

en Posnanie .... 13,5 %;

en Prusse orientale ... 13,4 %;

en Prusse occidentale . 5,8 %;

en Saxe .... 0,6 à 2,8 %;

en Poméranie .... 1,1 %.

L'*Autriche-Hongrie* est également très atteinte :

en Dalmatie .... 8,4 %;

en Bohême .... 4 %;

en Galicie .... 11 %.

En *Russie*, les régions les plus infectées sont les provinces baltiques et la Pologne ainsi que les bords de la mer Noire.

La proportion est en Bessarabie de 25 %, à Kiew de 25 %, à Moscou de 2 à 2,4 %, en Sibérie de 38,4 %. La proportion de cécité due au trachome serait de 21 %, d'après Golovine.

L'*Espagne* et le *Portugal* abritent également un grand nombre de granuleux :

à Valladolid .... 26,6 %;
à Valence .... 23,8 %;
à Barcelone .... 12 %;
à Cadix .... 9 %;
à Lisbonne .... 12 %.

En *Grèce*, à Athènes, le Dr Cosmettatos donne le chiffre de 29,60 %.

En *Turquie*, le Dr Trantas a observé à Constantinople 2,056 trachomateux sur 16,611 malades, soit 12,36 %.

Mais, de tous les pays de l'Europe, c'est l'*Italie* qui vient en tête avec un pourcentage général extrêmement élevé.

D'après le Dr Sgrosso, Naples aurait 75 % de granuleux.

D'après Stilo d'Ascola, on en trouvait en Calabre 28 % en 1898, 29 % en 1900, 47 % en 1901.

Cependant, dans certaines régions, la proportion est moins forte :

à Venise .... 25 %;
en Lombardie .... 12 %;
à Gênes .... 11 %;
dans la plaine du Pô .. 8 %;
en Sicile .... 3 %.

En *Angleterre*, enfin, grâce à une lutte active, la ville de Londres n'a plus que 0,5 % de trachomateux.

La *France* présente, en général, peu de trachome, quelles que soient les régions considérées. Le maximum se trouve dans le Midi et particulièrement à Montpellier, où le Professeur Truc a trouvé une proportion de 10 %, entre les années 1888 et 1893.

La proportion est :

à Bordeaux .... 2,5 %;
à Toulouse .... 2 %;
à Nice .... 2,2 %.

Il n'y aurait pas de trachome dans le Jura ni dans les Vosges (0,10 %).

De même, le chiffre en est peu élevé à Nancy, 0,42 %; à Reims, 0,02 %; au Havre, 0,92 %; à Clermont-Ferrand, 0,35 %.

A Paris, il est surtout représenté par des émigrants et particulièrement des israélites russes ; sa proportion y serait de 1,4 %, d'après Morax.

A Lyon, les statistiques furent faites de 1878 à 1902 dans le service du Professeur Gayet. La thèse de Fougerousse (1887) donne le nombre total de 178 granuleux de 1878 à 1886.

De 1887 à 1889, Ferret trouve 87 granuleux sur 5.870 malades, soit 1,4 %.

De 1900 à 1902, Garabédian relève 47 trachomateux sur 2.000 malades, soit 2,30 %.

Enfin, de 1904 à 1911, Bourgeon a réuni les observations de tous les cas d'ophtalmie granuleuse venus en consultation à la clinique de l'Hôtel-Dieu de M. le Professeur Rollet. Il obtint le total de 77 granuleux sur 15.277 malades, soit 0,4 %.

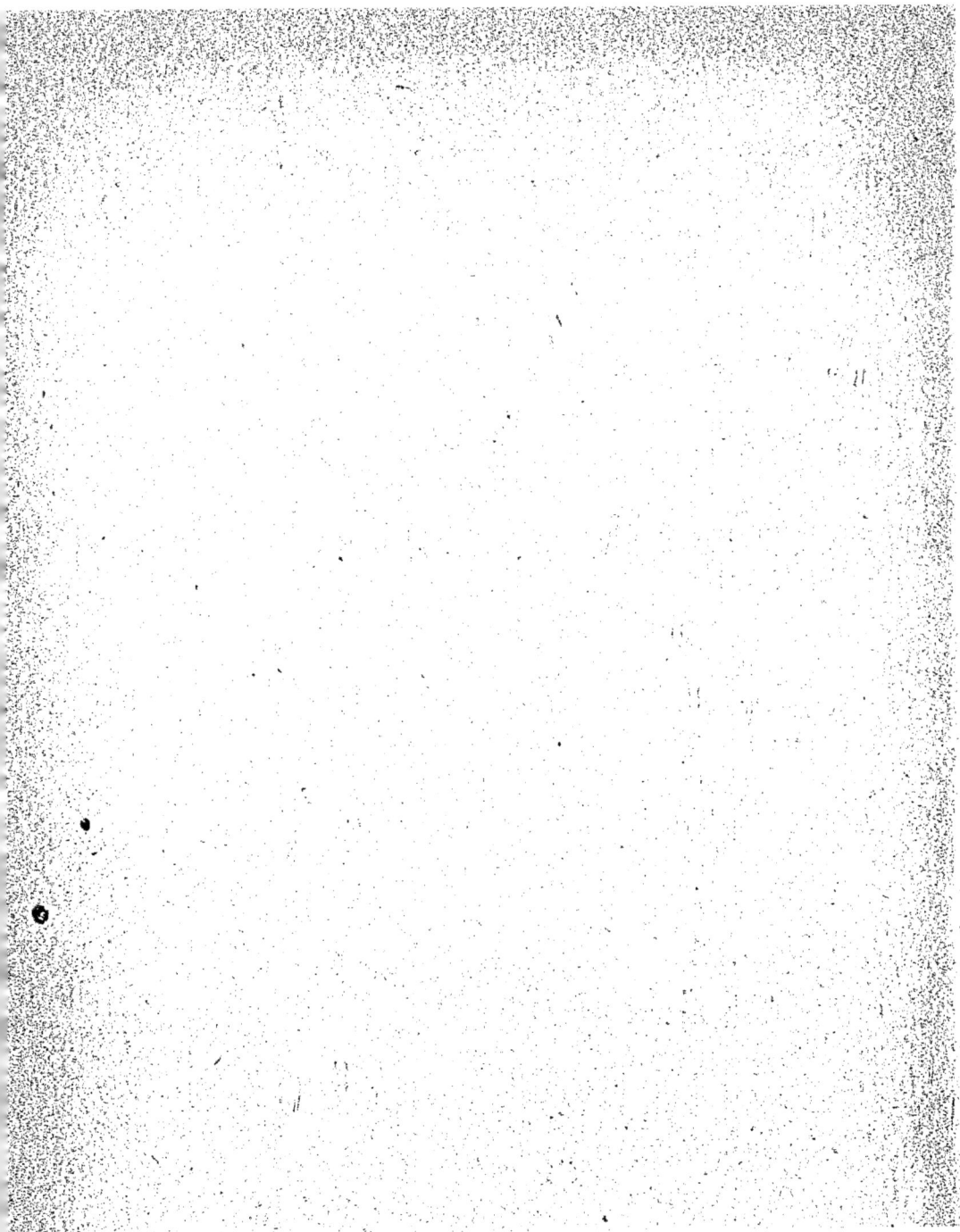

CHAPITRE III

Le trachome et la guerre

Les premières années de la guerre n'amenèrent pas un accroissement tel du trachome que l'attention fût attirée de ce côté. C'est qu'en effet l'on n'avait pas encore fait appel aux sujets coloniaux ou tout au moins en de petites proportions, seulement pour grossir le nombre des combattants.

Mais avec la durée de la lutte il fallut peu a peu envoyer au combat la plus grosse partie des effectifs ouvriers, se borner à conserver uniquement les spécialistes qui ne pouvaient absolument pas être remplacés.

Ceci se passa non seulement dans la métallurgie mais à peu près dans toutes les branches industrielles et économiques du pays.

Il fallut donc faire appel de tous côtés pour remplacer les bras déficients. C'est ainsi qu'arrivèrent alors de toutes nos colonies et de celles de nos alliés un immense contingent de travailleurs. Le mouvement commença en 1916, mais prit sa plus grande extension en 1917, pour continuer jusqu'à la fin de 1918.

Tous arrivèrent en foule des pays les plus reculés : Arabes, Algériens et Tunisiens; Indigènes du centre de l'Afrique, Indo-Chinois, Chinois, Indigènes des colonies

anglaises, et bien d'autres encore dont l'énumération
pourrait être fort longue.

Mais avec eux aussi pénétrèrent en France différentes
maladies propres à leur race, et surtout, parmi celles-ci,
la conjonctivite granuleuse.

Et ceux qui en étaient atteints furent si nombreux
que le Sous-Secrétariat d'État du Service de Santé s'émut.
La contagion allait fatalement se produire, il fallait l'en-
rayer. Les mesures à prendre furent fixées par une cir-
culaire du Sous-Secrétaire d'État du Service de Santé
du 5 décembre 1916.

Elle contenait ces prescriptions :

1° Avant embauchage ou embarquement, examen de
tous les travailleurs, paupières retournées, par une commission médicale spéciale, compétente, pour éliminer
le recrutement de trachomateux contagieux;

2° Au port de débarquement même examen et rapatriement de tout sujet porteur de lésions trachomateuses
en activité, ayant pu se produire chez d'anciens trachomateux;

3° Établissement de fiches pour les sujets porteurs
de lésions anciennes. Ces fiches seront remises aux
médecins des établissements employeurs. Surveillance
spéciale de la part des médecins;

4° Observation attentive des travailleurs coloniaux,
même exempts de trachome, ainsi que des ouvriers et
ouvrières originaires de la métropole, vivant à leur voi-
sinage dans les usines, et atteints de conjonctivite
d'apparence banale;

5° Tout travailleur colonial pouvant être suspect de
contagion sera soumis à l'examen du médecin-chef

du centre ophtalmologique le plus voisin, qui décidera s'il y a lieu de le présenter à la commission de Marseille, en vue de rapatriement.

La Société d'ophtalmologie de Paris, de son côté, s'occupa vite de la question et émit plusieurs vœux qui furent pris en considération.

Nous citerons dans le texte plusieurs passages du rapport du Dr Chappé, de mai 1917, du centre d'ophtalmologie de la XXe région, présenté par le Dr Morax à la Société d'ophtalmologie de Paris. Ils nous montreront le danger que nous a fait courir le trachome pendant la guerre ainsi que l'œuvre de la savante société dans la lutte contre ce fléau menaçant la France.

« Jusqu'au mois de novembre 1916, je n'ai eu à signaler que quelques cas rares et isolés de conjonctivite granuleuse. Mais, subitement, la proportion a augmenté considérablement et dans ces six derniers mois, 44 malades atteints de trachome ancien et 1 de conjonctivite granuleuse récente sont rentrés dans le service. Cette recrudescence correspond à l'arrivée aux armées des troupes indigènes.

« Tous ces hommes passent leur temps d'hôpital en hôpital et sont une charge pour l'État sans profit pour la Patrie. Ils sont, en outre, un danger pour leurs camarades aussi bien que pour la population civile, car ils vivent en commun sur le front avec les troupes, ou travaillent à l'arrière en contact perpétuel avec l'élément civil.

« Le renvoi dans leurs foyers de tous les trachomateux est impossible ; l'arrêt même dans le débarquement de nouveaux contagionnés est impraticable. Mais ce qui est possible, c'est l'utilisation de tous les granuleux dans des formations spéciales.

« Malgré ces vœux rien n'a été fait, ou du moins les circulaires sont restées lettres-mortes. On voit partout des Kabyles et Annamites trachomateux travailler dans les mêmes chantiers que les soldats du génie, un même soigner des blessés dans un train sanitaire.

« Cependant tous passent par Marseille où est leur dépôt. Il aurait donc été facile de tous les grouper en équipes spéciales de travailleurs et de bataillons. Des infirmeries spéciales existeraient dans ces corps, où ils trouveraient les soins nécessaires, tout en continuant leur service et n'étant pas un danger pour les autres.

« Donc :

« 1° Nécessité d'examiner tous les travailleurs indigènes et envoi dans leurs dépôts de tous les anciens trachomateux ;

« 2° Création d'équipes de trachomateux à employer dans les usines de produits chimiques ;

« 3° Incorporation de tous les Algériens porteurs de lésions de trachome ancien, dans des bataillons spéciaux. »

La première conclusion du Dr Chappé a été appliquée, comme nous l'avons dit, dès octobre 1916. Le fonctionnement de ce service a été très bien et sérieusement assuré.

Quant à l'application des deux autres, le Dr Chappé estime qu'il y a lieu d'établir une distinction entre les anciens granuleux, dont les lésions sont cicatrisées et ceux qui conservent des granulations actives. Aucune mesure spéciale ne serait à prendre pour les premiers ;

seuls les seconds entreraient dans la catégorie des malades à renvoyer à leur dépôt ou à grouper en formations spéciales.

Selon le Dʳ Morax, il y aurait lieu d'arrêter à leur départ de la colonie les sujets présentant des lésions actives ou des lésions cicatricielles graves;

De rechercher les trachomateux déjà disséminés en France et de les grouper en les signalant aux centres ophtalmologiques;

D'appliquer les mêmes mesures aux soldats coloniaux.

Ces dernières conclusions furent acceptées à l'unanimité par la Société d'ophtalmologie de Paris.

Malgré toutes ces mesures cependant le Centre d'ophtalmologie de la XIVᵉ région, dirigé pendant la guerre par M. le professeur Rollet, vit passer un grand nombre de trachomateux de toutes races dans ses services.

Nous avons relevé nous-même le nombre de ces malades et les avons classés. Pour la clarté de notre étude nous présenterons cette statistique sous forme de tableaux, et distinguerons dans chaque année les cas bénins, vus seulement à la consultation du Centre et les cas à lésions évolutives graves ayant nécessité l'hospitalisation dans les services ophtalmologiques de Lyon. Pour chacune de ces deux catégories nous donnerons le pourcentage annuel, puis total.

CONSULTATIONS

Année 1915

Nombre total des consultations 8.183
Pour trachome 56

Soit 0,65 %.

Année 1916
Nombre total des consultations................. 9.448
Pour trachome   92

Soit 0,98 %.

Année 1917
Nombre total des consultations 15.055
Pour trachome   308

Soit 2,04 %.

Année 1918
Nombre total des consultations 13.327
Pour trachome   516

Soit 3,8 %.

Nombre total des consultations pendant les 4 années
1915-16-17-18 .... 46.013
Pour trachome   972

Donnant une proportion d'ensemble de 2,1 %.

HOSPITALISATIONS

Année 1915
Nombre total des hospitalisations 1.781
Hospitalisés pour trachome   38

Soit 2,1 %.

Année 1916
Nombre total des hospitalisations............ 1.038
Hospitalisés pour trachome   28

Soit 2,6 %.

Année 1917
Nombre total des hospitalisations........... 1.792
Hospitalisés pour trachome   63

Soit 3,5 %.

Nombre total des hospitalisations 2.282

Hospitalisés pour trachome 66

Soit 2,8 %.

Nombre total des hospitalisations pendant les années
1915-16-17-18 .... 6.893

Hospitalisés pour trachome 195

Donnant une proportion de 2,9 %.

Il y eut donc un assez grand nombre de trachomateux dans la XIVe région, tant légers que graves. Mais
ce n'est pas tout; parmi ces trachomes graves, quelques-
uns le furent au point qu'ils nécessitèrent des demandes
de pension.

Nous avons consulté le livre des pensions de la région
et avons relevé les quelques observations suivantes :

Obs. I. — C... Emile, 17e R. I. Accident du travail.
Trachome ancien et troubles cornéens attribuables au trachome. Cicatrices de trachome ancien à la face postérieure des
paupières. Cornées floues des deux côtés. La lésion a un caractère superficiel.

Acuité OD V $= \frac{1}{10}$

OG V $= \frac{1}{15}$

Affection antérieure à la guerre.

Obs. II. — B... Félix, 121e bataillon de chasseurs à pied. Trachome.

OD. — Trachome chronique. Taie légère. Astigmatisme irré-
gulier. Fond d'œil normal. V $= \frac{1}{10}$.

OG. — Sain dans tous ses éléments. V $= 1$.

Obs. III. — M... Ange, 158e R. I.
OD. — Trachome ancien. Taie cornéenne diffuse. V $= \frac{1}{8}$.
OG. — Trachome ancien. Perte du sol ciliaire sur $\frac{1}{3}$ interne
de la paupière supérieure. V $= \frac{1}{4}$.

Lésion OD susceptible de retour offensif.
Imputable par aggravation.
Réduction 10 %.

Obs. IV. — G... Camille, 14e sect. I. M.

OD. — Trachome. Leucome adhérent à 6 ", au niveau du bord pupillaire. Pannus. Fond inéclairable. V = perception lumineuse.

OG. — Trachome, Leucome cornéen. V = $\frac{1}{2}$.

Imputable par aggravation.
Réduction 20 %.

Obs. V. — C... Jean, 70e R. T. I.

OD. — Kératite diffuse avec pannus. Trachome. Fond d'œil inéclairable. V = perception lumineuse.

OG. — Sain dans tous ses éléments. Pas de trachome. V = $\frac{1}{3}$ avec − 1 D.

Lésion non définitive.
Réduction 30 %.

Obs. VI. — P... Antoine, 3e zouaves.

OD. — Trachome ancien cicatriciel. Petit leucome non en regard du centre de la pupille. La vision de cet œil au diploscope et par les épreuves de confusion est au moins égale à $\frac{1}{3}$.

OG. — Trachome ancien cicatriciel. V = $\frac{2}{3}$.

En ce qui concerne OD, il n'existe pas de pièces indiquant que cet œil a subi de la diminution de l'acuité visuelle, qui peut être ancienne et qui est certainement très faible.

Réduction 5 % si certificat de blessure pour OD.

Obs. VII. — A... b. H..., 2e tirailleurs marocains.

OD. — Kératite purulente. Déformation pupillaire. Iridodyalise entre midi et 2 ". Œil inéclairable. V = perception lumineuse.

OG. — Kératite panneuse. Trachome. V = $\frac{2}{3}$.
Réduction 30 %.

Obs. VIII. — M. bel H..., 8e tirailleurs.

OD. — Leucome très léger. Cicatrices de trachome à la paupière supérieure. Myopie. V = 1 avec − 3 D.

OG. — Leucome cornéen diffus. Sur la face antérieure du cris-

tallin synéchié à 4". Cataracte polaire antérieure. Myopie de
2 D. $V = \frac{1}{20}$ avec — 10 D.
   Imputable par aggravation.
   Réduction 5 %.

Le nombre de demandes de pensions pour trachome
fut donc minime, puisque nous n'en avons relevé que 8
sur 4.744 demandes faites par le Centre.

En dehors du cahier des pensions, nous avons encore
relevé 5 observations de pensionnés pour trachome,
venant probablement d'autres centres, et traités à
l'hôpital de trachomateux de Mont-Dauphin.

Obs. I. — R... Jean, 60e R. I. Trachome. Leucome adhérent
à G. Proposé pour réforme no 1. Cicatrisé. Sorti au bout de
85 jours.

Obs. II. — C... Florentin, 4e mixte.
Trachome aigu. Ulcères graves de la cornée. Cicatrisé.
Réforme no 2 pour la diminution de l'acuité. Sorti au bout de
162 jours.

Obs. III. — R... Francely, 14e sect. C. O. A.
Trachome chronique. Leucomes.
Réforme no 2 pour leucomes épais. Sorti au bout de 111 jours.

Obs. IV. — B... Henri, 8e tirailleurs.
Trachome aigu. Hypopion. Énucléation à droite. Réforme no 1.
Sorti au bout de 89 jours.

Obs. V. — L... Charles, 51e R. I.
Trachome ancien. Leucomes épais. Pannus rebelle. Distri-
chiasis.
Réforme no 2.

Enfin, dans le cahier des aveugles de guerre nous
avons trouvé les deux observations suivantes :

Obs. I. — L. ben L. ben S., travailleur colonial 4e mixte.
ODG. — Trachome aigu avec sécrétion abondante.

OD. — Leucome central. Perforation spontanée. Iridectomie optique. V = $\frac{1}{15}$.

OG. — Vaste staphylome. Lésions éteintes. V = lumière.

Obs. II. — M... Fadiga, 82e bat. sénégalais.
Trachome bilatéral avec poussée aiguë intense.
ODG. — Ulcères infectieux cornéens.
OD. — Atrophique. V = 0.
OG. — Leucome. Fond inéclairable. Lésions éteintes. V = $\frac{1}{25}$.

Il est à remarquer qu'une de ces observations concerne un Sénégalais. Cependant la race noire avait été signalée comme réfractaire au trachome. Il est donc curieux de relever que précisément un cas de cécité par trachome s'est produit chez un sujet de race noire.

***

Une dernière question a été envisagée pendant la guerre, c'est celle du traitement du trachome. La discussion en fut soulevée à la Société d'ophtalmologie de Paris.

On sait que depuis longtemps il avait été constaté que cette maladie était fréquente dans les pays plats et chauds et, au contraire, extrêmement rare dans la montagne et qu'elle diminuait avec l'altitude.

Cette opinion fut soutenue par M. le Dr Dor en ces termes :

« Etant donné que le trachome se guérit spontanément à une certaine altitude et que, dans tous les cas, les poussées aiguës et la sécrétion n'existent plus au-dessus de 1.000 mètres, il conviendrait de créer un dépôt de trachomateux dans une ville de garnison très élevée comme Briançon, par exemple, et d'envoyer sur ce dépôt les malades qui présentent des poussées aiguës au lieu de les hospitaliser.

« Le trachome est une maladie des pays plats et des bords de la mer. C'est en Algérie, dans le Piémont, en Belgique, en Pologne que se trouvent les principaux foyers. On se laisse influencer par la seule exception connue de l'existence de foyers dans la Kabylie pour nier le rôle de l'altitude. Nous ne chercherons pas à atténuer l'importance de cet argument, mais il y a peut-être en Kabylie une race spécialement sensible. En principe, lorsqu'un Européen contracte le trachome et qu'il passe quelques mois à 1.200 mètres, il guérit; nous en avons vu de très nombreux exemples et cette notion est corroborée par l'absence totale de trachome dans toutes les Alpes.

« Les trachomateux sont trop nombreux pour qu'il soit possible de les verser dans le service auxiliaire. Il convient de les utiliser dans des conditions où ils ne seront pas constamment à l'hôpital ou à l'infirmerie, et la création d'un dépôt de trachomateux qui recevrait les malades issus de tous les régiments et qui se trouverait à 1.200 mètres d'altitude nous paraît la meilleure solution. Encore faudrait-il que le dépôt fût dans une ville où ces hommes pourraient travailler à quelque chose d'utile pour la Défense nationale. »

M. le Dr Morax combattit cette opinion et cita contre la thèse de M. Dor l'existence de foyers trachomateux dans certains districts montagneux de l'ouest de la Perse.

Toutefois, il se peut cependant que le trachome soit moins fréquent dans les montagnes. L'air y est plus pur, la densité de la population moindre ; la contagion pour ces raisons doit être rare, puisque nous avons vu qu'elle provenait surtout des poussières qui transportent les germes infectieux et de l'usage collectif de linges et objets contaminés.

Quoi qu'il en soit, une première note du Sous-Secrétaire d'Etat du service de santé indiquait, dès le mois de septembre 1917, la nécessité de créer, à Briançon, un hôpital ou un service d'hôpital destiné exclusivement aux militaires français appartenant aux troupes métropolitaines, atteints des manifestations trachomateuses suivantes :

Granulations florides, complications cornéennes vasculaires, suppurations abondantes ou lésions tardives des paupières, telles que l'entropion et ses conséquences.

Il y avait lieu de prévoir une capacité d'environ 100 lits. La durée du séjour des malades devait être de 6 semaines à 2 mois, et les hommes devaient être astreints à certaines occupations, afin de maintenir une discipline indispensable.

M. le Professeur Rollet, non consulté sur l'opportunité de la création de cet hôpital, fut chargé, comme directeur du Centre ophtalmologique de la XIVᵉ région, de choisir l'emplacement favorable.

Deux localités pouvaient remplir les conditions nécessaires : Corenc, situé à 7 kilomètres de Grenoble et 500 mètres d'altitude, et Mont-Dauphin. Pour des raisons d'aménagement et de place, et quoique le Professeur Rollet eût préféré Corenc, près des services d'ophtalmologie de Grenoble, il fut décidé que l'hôpital pour trachomateux serait installé à Mont-Dauphin. Une décision ministérielle du 4 novembre 1917 établit la création de cet établissement, uniquement pour militaires français. Par la suite, tout trachomateux français ou étranger y fut admis.

Mont-Dauphin est situé sur une colline entourée elle-même de montagnes élevées. L'air y est pur, les maisons espacées, les gens non microbiens et non chargés de poussières. Un jardin est attenant à l'hôpital, qui est situé lui-même sur une place ombragée. L'altitude est de 1.050 mètres.

Toutes les conditions nécessaires à l'hygiène et à la guérison du trachome y étaient donc réunies, et il semblait que le résultat de l'entreprise dût être parfait. Il n'en fut malheureusement pas ainsi, et cela pour plusieurs raisons d'ordre matériel et moral que nous signalerons.

Nous commencerons par donner les observations des malades qui furent traités à Mont-Dauphin, et en tirerons les conclusions qui en découlent.

Nous classerons ces observations en malades guéris, cicatrisés, améliorés, non améliorés à leur sortie.

MALADES GUÉRIS

Obs. 1. — A... Gaston, 68e R. artil. Conjonctivite printanière. Traitement : argyrol, pommade à l'oxyde de Hg. Guéri en 159 jours.

Obs. 2. — R... Jean, 14e sect. auto. Iritis chez un ancien granuleux. Traitement : atropine, dionine. Guéri en 98 jours.

Obs. 3. — M... ben A., travailleur. Ulcère à hypoplon chez un ancien granuleux. Traitement : cocaïne, atropine, paracenthèse. Guéri en 43 jours.

Obs. 4. — D... Albert, 8e tirailleurs. Iritis chez un ancien granuleux. Traitement : cocaïne et atropine. Guéri en 40 jours.

MALADES CICATRISÉS

Obs. 5. — S... Marius, 6e génie. Conjonctivite granuleuse. Traitement : Badigeonnages au glycérolé SO⁴Cu. Séjour : 58 jours.

Obs. 6. — G... Émile, 3e tirailleurs. Trachome. Ulcères de la cornée. Traitement : Cautérisation au crayon SO⁴Cu, badigeonnage au glycérolé SO⁴Cu. Séjour : 6 mois 1/2.

Obs. 7. — R... Jean, 60e R. I. Trachome. Leucome adhérent à G. Traitement : SO⁴Cu. Séjour : 85 jours.

Obs. 8. — P... Vincenti, 41e R. I. Conjonctivite trachomateuse. Traitement : Scarifications. Sublimé. Séjour : 75 jours.

Obs. 9. — A... Mardochée, 8e génie. Trachome. Traitement : Badigeonnage glycérolé SO⁴Cu. Séjour : 130 jours.

Obs. 10. — R... Christophe, 36e R. Artil. Trachome. Traitement : Cautérisation SO⁴Cu. Séjour : 68 jours.

Obs. 11. — L... Pierre, 10e C. F. C. Trachome aigu. Traitement : Badigeonnage glycérolé SO⁴Cu. Lavages au sublimé à 2/1000e. Séjour : 116 jours.

Obs. 12. — D... Baptiste, 1er R. I. coloniale. Trachome aigu. Traitement : Brossage et massage. Séjour : 89 jours.

Obs. 13. — F... Luigui, Vénissieux. Trachome aigu. Traitement : Cautérisation SO⁴Cu. Séjour : 79 jours.

Obs. 14. — C... Florentin, 4e mixte. Trachome aigu. Ulcères graves. Abcès de la cornée. Traitement : Lavages chauds, atropine, brossage des granulations, scarifications. Séjour : 162 jours.

Obs. 15. — C... Mousiane, 9e tirailleurs. Trachome aigu. Traitement : Brossages des granulations suivis de lavages au sublimé, puis cautérisations SO⁴Cu. Séjour : 45 jours.

Obs. 16. — S... Giuseppe, 157e Cie Italienne. Trachome aigu. Traitement : Cautérisations SO⁴Cu, brossage. Séjour : 31 jours.

Obs. 17. — M... Joseph, 23e R. I. Trachome ancien cicatriciel. Traitement : Cautérisations SO⁴Cu. Séjour : 70 jours.

Obs. 18. — B... Henri, 8ᵉ tirailleurs. Trachome aigu. Hypopion. Énucléation à droite. Séjour : 69 jours.

Obs. 19. — E... Antoine, 55ᵉ R. I. Trachome aigu. Traitement : Brossage, massage. Séjour : 71 jours.

Obs. 20. — M... Joseph, 51ᵉ R. I. Trachome aigu. Traitement : Massage à la poudre (SO⁴Cu, acide borique), lavages au sublimé. Séjour : 53 jours.

Obs. 21. — F... Charles, 311ᵉ R. I. Conjonctivite granuleuse au début. Traitement : Brossage des granulations, lavages au sublimé à 2/1000ᵉ, cautérisation au crayon SO⁴Cu. Séjour : 97 jours.

Obs. 22. — T... Joseph, 8ᵉ tirailleurs. Trachome chronique. Traitement : Brossage, cautérisations SO⁴Cu. Séjour : 62 jours.

Obs. 23. — M... Marie-Louis, 24ᵉ R. I. coloniale. Trachome lymphoïde au début. Traitement : Scarifications profondes, lavages au sublimé, badigeonnages au glycérolé SO⁴Cu. Séjour : 28 jours.

Obs. 24. — S..., 98ᵉ A. L. G. P. Trachome cicatrisé. Traitement : Collyre SO⁴Cu. Séjour : 8 jours.

MALADES AMÉLIORÉS

Obs. 25. — N...-L... Taï, 6ᵉ bat. indo-chinois. Trachome chronique. Traitement : Cautérisations SO⁴Cu. Séjour : 71 jours.

Obs. 26. — T... Louis, 109ᵉ artil. lourde. Trachome chronique. Traitement : Collyre et cautérisations SO⁴Cu. Séjour : 45 jours.

Obs. 27. — F... Eugène, 8ᵉ esc. train. Trachome. Taies de la cornée. Traitement : Cautérisations au crayon SO⁴Cu. Séjour : 71 jours.

Obs. 28. — H... François, 10ᵉ sect. C. D. F. Trachome chronique. Traitement : Cautérisation au crayon SO⁴Cu. Séjour : 87 jours.

Obs. 29. — G... Jean, 13ᵉ R. Artil. Trachome avec complications cornéennes graves. Traitement : Atropine, argyrol, SO⁴Cu, lavages au sublimé. Séjour : 183 jours.

Obs. 30. — P... Vincent, 14e sect. C. O. A. Trachome avec lésions cornéennes. Traitement : Atropine, argyrol, SO'Cu, lavages au sublimé. Séjour : 207 jours.

Obs. 31. — B..., 1er travailleurs. Trachome chronique. Traitement : Badigeonnages glycérolé SO'Cu. Séjour : 49 jours.

Obs. 32. — F... Georges, 132e R. I. Trachome chronique. Traitement : Badigeonnages glycérolé SO'Cu. Séjour : 33 jours.

Obs. 33. — C... Pascal, 8e zouaves. Conjonctivite trachomateuse. Traitement : Cautérisations SO'Cu. Séjour : 38 jours.

Obs. 34. — M... Gaston, 9e zouaves. Trachome chronique. Traitement : Cautérisations SO'Cu. Séjour : 60 jours.

Obs. 35. — B... Alfred, 7e tirailleurs, Trachome chronique. Traitement : Cautérisations SO'Cu. Séjour : 32 jours.

Obs. 36. — F... Antoine, 183e R. I. Trachome chronique. Traitement : Cautérisations SO'Cu. Séjour : 59 jours.

Obs. 37. — Y .. Jean, 404e R. I. Conjonctivite granuleuse. Traitment : Cautérisations SO'Cu. Séjour : 30 jours.

Obs. 38. — D... Alphonse, 41e R. Artil. Trachome. Traitement : Badigeonnages glycérolé SO'Cu. Séjour : 56 jours.

Obs. 39. — D... Remy, 137e R. I. Trachome chronique. Traitement : Cautérisations SO'Cu. Séjour : 150 jours.

Obs. 40. — P... Victor, 1er esc. train. Trachome chronique. Ulcères. Traitement : Badigeonnage glycérolé SO'Cu, lavage au sublimé à 2 p. 1000. Séjour : 110 jours.

Obs. 41. — F... Alfred, 6e sect. I. M. Trachome chronique. Traitement : Badigeonnages glycérolé SO'Cu, lavages au sublimé à 2 p. 1000. Séjour : 45 jours.

Obs. 42. — V... Joseph, 59e R. I. Trachome chronique. Traitement : Brossage, massage. Séjour : 102 jours.

Obs. 43. — G... Jacques, 9e zouaves. Trachome chronique. Traitement : Massages à la poudre (acide borique, SO'Cu). Séjour : 123 jours.

Obs. 44. — A... Geromino, 39e R. I. Trachome chronique. Traitement : Cautérisations au crayon SO'Cu. Séjour : 114 jours.

Obs. 45. — Q... Mebrouk, travailleur. Trachome chronique. Traitement : Cautérisations au crayon SO⁴Cu. Séjour : 92 jours.

Obs. 46. — R... Alexandre, 9ᵉ tirailleurs. Trachome ancien. Traitement : Cautérisations au crayon SO⁴Cu. Séjour : 49 jours.

Obs. 47. — S... ben M..., 3ᵉ mixte. Trachome chronique. Traitement : Cautérisations au cristal SO⁴Cu. Séjour : 33 jours.

Obs. 48. — Yahia b. K.., 5ᵉ R. Artil. lourde. Trachome chronique. Traitement : Cautérisations SO⁴Cu.

Obs. 49. — G... Antonia, 13ᵉ esc. train. Trachome chronique. Traitement : Cautérisations SO⁴Cu. Séjour : 93 jours.

Obs. 50. — A. C., 3ᵉ tirailleurs. Trachome chronique. Traitement : Cautérisations SO⁴Cu. Séjour : 167 jours.

Obs. 51. — M... ben A..., 2ᵉ tirailleurs. Trachome chronique. Traitement : Cautérisations SO⁴Cu. Séjour : 46 jours.

Obs. 52. — S... Albert, 233ᵉ R. I. Trachome chronique. Traitement : cautérisations SO⁴Cu. Séjour : 97 jours.

Obs. 53. — N... Van V., 6ᵉ tirailleurs indo-chinois. Trachome chronique. Traitement : cautérisations SO⁴Cu. Séjour : 47 jours.

Obs. 54. — D... K., 7ᵉ génie (indo-chinois). Trachome chronique. Séjour : 17 jours.

Obs. 55. — M... Antonio, 3ᵉ groupe d'artil. d'Afrique. Trachome ancien. Staphylome antérieur. Traitement : cocaïne, pommade jaune, SO⁴Cu. Séjour : 181 jours.

Obs. 56. — P... Joseph, 132ᵉ R. I. Trachome chronique. Traitement : cautérisations SO⁴Cu. Séjour : 93 jours.

Obs. 57. — M... Louis, 338ᵉ R. I. Trachome ancien. Traitement : cautérisations SO⁴Cu. Séjour : 161 jours.

Obs. 58. — A... Marcel, 10ᵉ tirailleurs. Trachome chronique. Traitement : cautérisations SO⁴Cu. Séjour : 38 jours.

Obs. 59. — L... Jean, 1ᵉʳ gr. d'Artil. d'Afrique. Trachome chronique. Traitement : cautérisations SO⁴Cu. Séjour : 80 jours.

Obs. 60. — M... Antoine, 158ᵉ R. I. Trachome chronique. Traitement : cautérisations SO⁴Cu. Séjour : 80 jours.

Obs. 61. — E... Alexandre, 121e R. I. Trachome chronique, ulcérations. Traitement : cocaïne, atropine, badigeonnages glycérolé SO' Cu. Séjour : 135 jours.

Obs. 62. — B..., Jean, 105e R. I. Trachome chronique. Traitement ; cautérisations SO' Cu. Séjour ; 98 jours.

Obs. 63. — G..., Jacques, 15e sect. C. O. A. Trachome. Leucomes centraux. Traitement : cautérisations SO'Cu. Séjour ; 147 jours.

Obs. 64. — D... Isaac, 7e sect. C. O. A. Trachome. Strabisme. Traitement : cautérisations SO'Cu. Séjour : 27 jours.

Obs. 65. — C..., Jacob, travailleur. Trachome chronique. Traitement : cautérisations, brossage. Séjour : 35 jours.

Obs. 66. — S... Pierre, 2e gr. d'aviation. Trachome chronique. Traitement : cautérisations, brossage. Séjour : 26 jours.

Obs. 67. — C... Clerc, 76e R. I. Trachome chronique. Traitement : cautérisations SO' Cu. Séjour : 114 jours.

Obs. 68. — P..., Martin, 143e R. I. Trachome ancien. Traitement : cautérisations SO' Cu. Séjour ; 139 jours.

Obs. 69. — B... Cossimo, 96e R. I. italien. Trachome ancien. Traitement ; cautérisations SO' Cu. Séjour : 111 jours.

Obs. 70. — M..., Carmelo, 96e R. I. italien. Trachome ancien. Traitement : cautérisations SO' Cu. Séjour : 76 jours.

Obs. 71. — V... Nicolas, 7e génie. Trachome ancien. Traitement : cautérisations SO' Cu. Séjour : 15 jours.

Obs. 72. — B..., Emile, 69e R. I. Trachome ancien. Traitement : cautérisations SO' Cu. Séjour : 130 jours.

Obs. 73. B... Antoine, 52e R. I. coloniale. Trachome chronique Traitement : cautérisations SO'Cu. Séjour : 48 jours.

Obs. 74. — L..., Francisco, 13e Cie italienne. Trachome chronique. Traitement : cautérisations SO'Cu. Séjour : 101 jours.

Obs. 75. — J... Joseph, 81e artill. S. Trachome chronique. Traitement : cautérisations SO'Cu. Séjour : 120 jours.

Obs. 76. — V... Joseph, 8e tirailleurs. Trachome chronique. Traitement : cautérisations SO'Cu. Séjour : 90 jours.

Obs. 77. — P... François, 6e chasseurs d'Afrique. Trachome chronique. Traitement ; cautérisations SO'Cu. Séjour : 94 jours.

Obs. 78. — P... Francely, 14e sect. C. O. A.. Trachome chronique. Leucomes. Traitement : cautérisations SO'Cu. Séjour : 111 jours.

Obs. 79. — B.. Andrea, 154e Cie italienne. Trachome chronique. Traitement : cautérisations SO'Cu. Séjour : 31 jours.

Obs. 80. — G... Jacques, 8e artil. coloniale. Trachome chronique. Trichiasis. Traitement : cautérisations SO'Cu. Séjour : 109 jours.

Obs. 81. — C... Ferdinand, 1er zouaves. Trachome chronique. Traitement : cautérisations SO'Cu. Séjour : 37 jours.

Obs. 82. — S... René, 333e R. I. Trachome chronique. Traitement : cautérisations SO'Cu. Séjour : 87 jours.

Obs. 83. — P... Guiseppe, 89e artil. lourde. Trachome chronique. Traitement : cautérisations SO'Cu. Séjour : 79 jours.

Obs. 84. — Q .. Jean, 2e R. I. coloniale. Trachome ancien. Traitement : cautérisations SO'Cu. Séjour : 101 jours.

Obs. 85. — M... Guiseppe, 154e Cie italienne. Trachome chronique. Traitement : cautérisations SO'Cu, massage. Séjour : 101 jours.

Obs. 86. — C... Guiseppe, 177e Cie italienne. Trachome chronique. Traitement : scarifications, massage, cautérisations SO'Cu. Séjour : 104 jours.

Obs. 87. — G... Primo, 177e Cie italienne. Trachome chronique. Traitement : cautérisations SO'Cu. Séjour : 97 jours.

Obs. 88. — S... Lionello, 177e Cie italienne. Trachome chronique. Traitement : cautérisation au cristal SO'Cu. Séjour : 104 jours.

Obs. 89. — M... Salado, 170e Cie italienne. Trachome ancien. Traitement : cautérisation au cristal SO'Cu. Séjour : 64 jours.

Obs. 90. — R... Edouard, 84e artil. lourde. Trachome aigu.

Traitement : brossage, lavages au sublimé, glycérolé SO⁴Cu. Séjour : 134 jours.

Obs. 91. — M... Baptiste, 24e sect. C. O. A. Trachome ancien, poussée aiguë. Traitement : cautérisations SO⁴Cu. Séjour : 95 jours.

Obs. 92. - M... ben A..., 16e sect. C. O. A. Trachome chronique. Traitement : cautérisations SO⁴Cu. Séjour : 95 jours.

Obs. 93. — R... Jules, ...e tirailleurs. Trachome chronique, dacryocystite. Traitement : cautérisations SO⁴Cu. Séjour : 97 jours.

Obs. 94. — P... Charles, 19e sect. I. M. Trachome chronique, blépharite. Traitement : cautérisations SO⁴Cu. Séjour : 96 jours.

Obs. 95. — P ,. Louis, 11e sect. C. O. A. Trachome chronique. Traitement : cautérisations SO⁴Cu. Séjour : 89 jours.

Obs. 96. — M... François, 19e R. I. Conjonctivite folliculaire. Traitement : badigeonnages glycérolé SO⁴Cu. Séjour : 113 jours.

Obs. 97. — L... César, 156e R. I. Trachome chronique. Traitement : cautérisations SO⁴Cu. Séjour : 98 jours.

Obs. 98. — B... ben D..., tirailleur O. A. T. Trachome chronique. Traitement : cautérisations SO⁴Cu. Séjour : 81 jours.

Obs. 99. — L..., abd el K..., 33e Cie O. A. T. Trachome chronique. Traitement : cautérisations SO⁴Cu. Séjour : 37 jours.

Obs. 100. — C... Léon, 32e R. I. Trachome ancien. Traitement : cautérisations SO⁴Cu. Séjour : 61 jours.

Obs. 101. — D... Mohamed, 33e Cie O. A. T. Trachome ancien. Traitement : cautérisations SO⁴Cu. Séjour : 81 jours.

Obs. 102. — S... Louis, 19e R. I. Trachome ancien. Traitement : cautérisations SO⁴Cu. Séjour : 99 jours.

Obs. 103. — A... Antonio, 48e R. I. italien. Trachome chronique. Traitement : cautérisations SO⁴Cu. Séjour : 96 jours.

Obs. 104. — M... Manuel, 81e artil. lourde. Trachome chronique. Traitement : cautérisations SO⁴Cu. Séjour : 83 jours.

Obs. 105. — L... Charles, 51e R. I. Trachome ancien. Leucomes épais. Pannus rebelle. Districhiasis. Traitement : cautérisations SO⁴Cu. Séjour : 61 jours.

Obs. 106. — R... Raoul, 9e tirailleurs. Trachome chronique. Traitement : cautérisations SO'Cu. Séjour : 76 jours.

Obs. 107. — T... Maurice, 13e sect. C. O. A. Trachome chronique. Traitement : cautérisations SO'Cu, brossage. Séjour : 70 jours.

Obs. 108. — B... Edouard, 73e A. L. G. P. Trachome chronique. Traitement : brossage, cautérisations SO'Cu. Séjour : 63 jours.

Obs. 109. — V... H. Emile, 51e R. I. Trachome chronique. Leucomes épais. Traitement : brossage, cautérisations SO'Cu. Séjour : 53 jours.

Obs. 110. — B... Victor, 55e artil. Trachome ancien à forme scléreuse. Traitement : cautérisations SO'Cu, roulage, scarifications. Séjour : 70 jours.

Obs. 111. — S... Georges, 236e artil. Trachome ancien, leucomes. Traitement : cautérisations SO'Cu, roulage, scarifications. Séjour : 69 jours.

Obs. 112. — R... Amédé, 7e génie. Trachome chronique. Traitement : cautérisations SO'Cu, roulage, scarifications. Séjour : 41 jours.

Obs. 113. — M... Philippe, 4e tirailleurs. Trachome chronique. Traitement : cautérisations SO'Cu, roulage, scarifications. Séjour : 65 jours.

Obs. 114. — S... Jean, 5e tirailleurs. Trachome chronique. Traitement : cautérisations SO'Cu, roulage, scarifications. Séjour : 35 jours.

Obs. 115. — C... Ichoua, 117e artil. lourde. Trachome chronique. Traitement : cautérisations SO'Cu, roulage, scarifications. Séjour : 38 jours.

Obs. 116. — S... Benjamin, 21e R. I. Trachome très ancien. Traitement : cautérisations SO'Cu, roulage, scarifications. Séjour : 57 jours.

Obs. 117. — M... Joseph, 85e R. I. Trachome chronique. Traitement : cautérisations SO'Cu, roulage, scarifications. Séjour : 29 jours.

Obs. 118. — G... François, 267e artil. Trachome chronique. Traitement : cautérisations SO⁴Cu tous les 2 jours. Séjour : 31 jours.

Obs. 119. — C... Emmanuel, 416e R. I. Trachome chronique. Traitement : cautérisations SO⁴Cu tous les 2 jours. Séjour : 34 jours.

Obs. 120. — M... B., 109e artil. lourde. Trachome chronique. Traitement : cautérisations SO⁴Cu tous les 2 jours. Séjour : 60 jours.

Obs. 121. — C... abd el K., 6e tirailleurs. Trachome ancien. Traitement : cautérisations SO⁴Cu tous les 2 jours. Séjour : 27 jours.

Obs. 122. — M... l'A., 6e tirailleurs. Trachome ancien. Traitement : cautérisations SO⁴Cu tous les 2 jours ; Séjour ; 27 jours.

Obs. 123. — H... Mohamed, 6e tirailleurs. Trachome ancien. Traitement : cautérisations SO⁴Cu tous les 2 jours. Séjour : 27 jours.

Obs. 124. — L... V., 6e bat. indo-chinois. Trachome chronique. Traitement : cautérisations SO⁴Cu. Séjour : 56 jours.

Obs. 125. — P..., 2e tirailleurs. Trachome chronique. Traitement : cautérisations SO⁴Cu. Séjour ; 26 jours.

Obs. 126. — D... Alexis, génie télégraphique, 9e sect. Trachome fibroïde. Traitement : cautérisations SO⁴Cu.

Obs. 127. — P... Philippe, 6e esc. train. Trachome chronique. Traitement : cautérisations SO⁴Cu. Séjour : 19 jours.

Obs. 128. — B... Valeriano, 51e Cie italienne. Trachome chronique. Traitement : cautérisations SO⁴Cu. Séjour : 51 jours.

Obs. 129. — M... ben S., travailleur 2e gr. N. A. C. Trachome chronique. Traitement : cautérisations SO⁴Cu. Séjour : 13 jours.

Obs. 130. — Z... Jacob, 3e tirailleurs. Trachome très ancien. Traitement : cautérisations SO⁴Cu. Séjour : 16 jours.

Obs. 131. — O... François, 102e sect. auto. Trachome ancien. Traitement : cautérisations SO⁴Cu. Séjour : 45 jours.

Obs. 132. — N. van T..., 14e sect. I. M. Trachome chronique. Traitement : cautérisations SO⁴Cu. Séjour : 35 jours.

Obs. 133. — T... Lucien, 63e artil. Conjonctivite granuleuse chronique. Traitement : raclage des granulations, cautérisations au crayon SO'Cu. Séjour : 38 jours.

Obs. 134. — C... André, 63e artil. Conjonctivite granuleuse aiguë. Traitement : raclage des granulations, cautérisations au crayon SO'Cu. En traitement.

Obs. 135. — M... Giuseppe, 90e R. I. Italien. Trachome chronique. Traitement : raclage des granulations, cautérisations au crayon SO'Cu. Séjour : 38 jours.

Obs. 136. — S... Giuseppe, 75e R. I. Italien. Trachome chronique. Traitement : raclage des granulations, cautérisations au crayon SO'Cu. Séjour : 38 jours.

Obs. 137. — G... Giovani, 89e R. I. italien. Trachome chronique. Traitement : raclage des granulations, cautérisations au crayon SO'Cu. En traitement.

Obs. 138. — G... Jules, 121e artil. lourde. Trachome chronique. Traitement : cautérisations SO'Cu. Séjour : 30 jours.

Obs. 139. — R... Eugène, 114e artil. Trachome ancien, poussée floride. Traitement : brossage, cautérisations, raclage des granulations. Séjour : 28 jours.

Obs. 140. — T... Isidore, 3e zouaves. Trachome chronique. Traitement : raclage, cautérisations. En traitement.

Obs. 141. — A... Joseph, 55e R. I. Trachome ancien. Traitement : badigeonnages glycérolé SO'Cu. Séjour : 27 jours.

Obs. 142. — B... Isaac, 1er zouaves. Trachome ancien. Traitement : badigeonnages glycérolé SO'Cu. Séjour : 27 jours.

Obs. 143. — A... Manuel, 3e zouaves. Trachome ancien. Traitement : badigeonnages glycérolé SO'Cu. Séjour : 26 jours.

Obs. 144. — M... Martinos, 14e sect. auto. Trachome chronique. Traitement : cautérisations SO'Cu. Séjour : 23 jours.

Obs. 145. — B... Georges, 8e génie. Trachome à forme granuleuse.

Obs. 146. — B... Emile, 63e R. I. Trachome à forme papillaire.

Obs. 147. — F... Jacques, 4e zouaves. Trachome à forme cicatricielle.

Obs. 148. — G... Roger, 257e aril. Trachome à forme papillaire.

Obs. 149. — H... André, 2e R. A. de montagne. Trachome cicatriciel.

Obs. 150. — P... Pascal, 7e tirailleurs. Trachome à forme papillaire.

Obs. 151. — B... Félix, 121e B. C. P. Trachome ancien à forme papillaire, poussée aiguë.

MALADES PEU AMÉLIORÉS

Obs. 152. — G... Camille, 14e sect. I. M. Trachome chronique, ulcérations graves, abcès de la cornée. Traitement ; paracenthèse, puis traitement des granulations par badigeonnages au glycérolé SO^{1}Cu. Guérison des ulcères. Granulations peu améliorées. Séjour : 107 jours.

Obs. 153. — P... Giuseppe, 115e Cie italienne. Trachome rebelle. Traitement : scarifications, massages, cautérisations SO^{1}Cu. Séjour : 101 jours.

Obs. 154. — D... Jean, 6e R. I. coloniale. Trachome chronique, entropion. Traitement : badigeonnages glycérolé SO^{1}Cu. Séjour : 57 jours.

Obs. 155. — G... Germain, 52e R. I. Trachome chronique. Traitement : cautérisations SO^{1}Cu. Séjour ; 111 jours.

Obs. 156. — P... Salvator, 10e R. I. italien. Trachome chronique. Traitement : cautérisations SO^{1}Cu. Séjour : 93 jours.

Obs. 157. — B... Emile, 63e R. I. Conjonctivite granuleuse. Traitement : cautérisations SO^{1}Cu. Séjour : 105 jours.

Obs. 158. — B... 1er zouaves. Complications cornéennes chez un granuleux. Traitement ; atropine, cocaïne, SO^{1}Cu. Séjour : 16 jours.

MALADES NON AMÉLIORÉS

Obs. 159. — A... Joseph, 167e R. I. Trachome rebelle. Traitement : cautérisations, badigeonnages, scarifications suivies de lavages au sublimé à 2 p. 1000. Séjour : 6 mois + 22 jours.

Obs. 160. — D... J.-D., 141e R. I. Trachome, staphylome antérieur. Traitement : collyre SO¹Cu, cautérisations. Séjour : 75 jours.

Obs. 161. — B..., Amar, 3e tirailleurs. Trachome chronique rebelle. Traitement : cautérisations tous les deux jours, lavages chauds, brossage. Séjour : 185 jours.

Obs. 162. — P... Robert, 43e artil. Trachome avec lésions graves de la cornée. Traitement : cocaïne, atropine, argyrol, SO¹Cu. Séjour : 179 jours.

Obs. 163. — S... Georges, 37e artil. Trachome, complications graves de la cornée. Traitement : cocaïne, atropine, badigeonnages au glycérolé SO¹Cu, cautérisations. Séjour : 172 jours.

Obs. 164. — M... Mariano, 52e R. I, italien. Trachome chronique rebelle. Traitement : cautérisations, scarifications, brossage. Séjour : 148 jours.

Obs. 165. — V... Emile, 140e R. I. Trachome ancien, blépharite. Traitement : cocaïne, pommade jaune, SO¹Cu. Séjour : 144 jours.

Obs. 166. — F..., Joseph, 147 R. I. Trachome, complications cornéennes. Traitement : cocaïne, atropine, glycérolé SO¹Cu, massages. Séjour : 151 jours.

Obs. 167. — R... Giovani, 11e Cie italienne. Trachome ancien rebelle. Traitement : cautérisations SO¹Cu, massages. Séjour : 101 jours.

Obs. 168. — S... Abraham, 1er zouaves. Trachome chronique, ulcères étendus. Traitement : cautérisations SO¹Cu. Séjour : 104 jours.

Obs. 169. — A..., François, 319e R. I. Blépharo-conjonctivite granuleuse. Traitement : cautérisations SO¹Cu. Séjour : 107 jours.

MALADES DONT LE RÉSULTAT DU TRAITEMENT N'A PU ÊTRE CONNU

Obs. 170. — T... Nochis, 3e zouaves. Trachome chronique. Traitement ; brossage, cautérisations SO¹Cu.

Obs. 171. — C... Gustave, 8e génie. Trachome chronique. Trai-

lement : raclage des granulations, cautérisations au crayon
SO¹Cu.

Obs. 172. — B..., Jean, 1er zouaves. Trachome ancien, complications cornéennes graves. Traitement : dionine, atropine,
argyrol.

Obs. 173. — G..., Camille, 14e sect. I. M. Trachome. Traitement :
badigeonnages glycérolé SO¹Cu.

Obs. 174. — L..., Elianon, 20e esc. train. Trachome chronique.
Traitement : cautérisations SO¹Cu.

Obs. 175. — M..., Joseph, 30e esc. train. Iritis et ulcères chez un
granuleux. Traitement : cocaïne, atropine.

Obs. 176. — D..., van M..., 14e bat. indo-chinois. Trachome chronique. Traitement : cautérisations SO¹Cu.

Obs. 177. — G..., Joachim, 17e R. I. Trachome chronique. Traitement : cautérisations SO¹Cu.

Obs. 178. — B..., van T..., 18e sect. I. M. Trachome chronique.
Traitement : cautérisations SO¹Cu.

Obs. 179. — H..., B..., 6e tirailleurs. Trachome chronique. Traitement : cautérisations SO¹Cu.

Obs. 180. — B..., 6e tirailleurs. Trachome chronique. Traitement : cautérisations SO¹Cu.

Obs. 181. — G... Mathieu, 8e tirailleurs. Trachome chronique.
Traitement : cautérisations SO¹Cu.

Obs. 182. — S..., 1er gr. artil. d'Afrique. Trachome chronique.
Traitement : cautérisations SO¹Cu.

Obs. 183. — A..., Emile, 3e tirailleurs. Trachome à forme granuleuse.

Obs. 184. — B..., Maurice, 320e R. I. Trachome à forme papillaire.

Obs. 185. — B..., José, 247e artil. Trachome à forme cicatricielle, trichiasis O G.

Obs. 186. — B... Jacques, 13e artil. Trachome chronique, pannus.

Obs. 187. — D..., Paul, 2e hussards. Trachome chronique.

Obs. 188. — J... Frédéric, 113ᵉ R. I. Trachome à forme papillaire.

Obs. 189. — J... Maurice, 143ᵉ R. I. Trachome à forme papillaire.

Obs. 190. — P... Marcel, 3ᵉ zouaves. Trachome chronique, pannus.

Obs. 191. — P... Antoine, 2ᵉ zouaves. Trachome chronique.

Obs. 192. — T... Paul, 9ᵉ zouaves. Trachome à forme papillaire.

Obs. 193. — M... S., 8ᵉ tirailleurs. Trachome à forme papillaire.

Obs. 194. — T... Albert, 5ᵉ artil. Trachome chronique.

Résumons :

Du 28 novembre 1917 au 30 novembre 1918, c'est-à-dire en l'espace d'une année que fonctionna l'hôpital spécial de trachomateux de Mont-Dauphin, 194 malades passèrent par cet hôpital.

Parmi eux 171 étaient atteints de trachome chronique, 21 de trachome aigu ou en état de poussée aiguë.

Enfin on trouve 1 conjonctivite printanière et 1 conjonctivite folliculaire envoyées à titre préventif, et 2 conjonctivites trachomateuses au début.

Tous ces malades ont séjourné à l'hôpital de Mont-Dauphin pendant un laps de temps variant entre 8 et 179 jours. A tous un traitement a été appliqué, différent suivant la gravité de leurs lésions.

Malgré ces traitements, malgré aussi et surtout l'influence de l'altitude dont on attendait tant, les résultats obtenus sont loin d'être parfaits.

Les guérisons obtenues sont au nombre de 4, mais elles ne concernent que 2 iritis survenus chez d'anciens trachomateux (ce sont donc des guérisons d'iritis et

non de trachome), 1 ulcère à hypopion, et une conjonctivite printanière qui n'entre pas dans notre sujet.

20 malades seulement sont sortis avec leurs lésions
cicatrisées, après un séjour variant de 28 jours à
6 mois 1/2.

127 sont partis améliorés par le traitement, mais non
cicatrisés.

Enfin 19 malades tirèrent peu ou pas de profit de
leur séjour à Mont-Dauphin.

Les autres, au nombre de 25, étaient toujours en
traitement le 28 novembre 1918; nous ne pouvons
savoir ce qu'ils sont devenus. Cependant parmi ces
derniers l'un, G... Camille, de la 14e section d'infir-
miers militaires, fut proposé pour la réforme, et nous
l'avons signalé; il en est de même d'un malade sorti
amélioré, B... Félix du 121e B. C. P.

Les chiffres que nous donnons suffisent à montrer
que *l'altitude n'est pas suffisante pour guérir le trachome,* maladie essentiellement chronique avec poussées aiguës intermittentes, et même que le traitement
le plus approprié et le mieux conduit ne réussit le
plus souvent qu'à améliorer et non à guérir complètement les malheureux que la conjonctivite granuleuse a
atteints.

Nous adresserons d'autres critiques à l'installation
de l'hôpital spécial de Mont-Dauphin. Il a eu le tort de
se trouver isolé de tout, en pleine montagne, loin de
toute ville. Il en est résulté une difficulté énorme à
recruter un personnel se pliant de bon gré à un tel
isolement.

Qui dit « hôpital d'isolement » ne dit pas forcément

« hôpital isolé », et pour Mont-Dauphin la formule était complète. C'était beaucoup trop ; et sans doute faut-il chercher de ce côté encore l'échec qui attendait l'hôpital d'altitude pour trachomateux. Il n'en eût peut-être pas été de même si cet hôpital eût été proche d'une grande ville, comme Grenoble, par exemple. Car alors, si du moins les malades n'avaient pas retiré profit de l'altitude, pas plus qu'à Mont-Dauphin, ou ailleurs, ils auraient tout au moins bénéficié d'un traitement bien appliqué et suivi sans peine, ce qui est certainement une des plus grandes conditions de guérison du trachome.

Nous estimons même qu'un hôpital d'isolement, établi n'importe où, à mi-hauteur, aurait donné d'aussi bons résultats, car il faut bien reconnaître que si le trachome est rare dans la montagne il l'est également dans beaucoup de pays plats, tels que Nantes, Reims, Paris, Bordeaux ou Lyon dont les altitudes sont nulles ou varient de 86 mètres (Reims) à 162 mètres (Lyon), et où la proportion du trachome avant la guerre était pour ainsi dire nulle (Voir chapitre II : « De la Répartition du Trachome »).

Pour terminer le procès du rôle de l'altitude comme traitement du trachome, nous donnerons l'observation d'un malade que nous avons eu l'occasion de voir ces derniers temps à la polyclinique de M. le professeur Rollet.

D... Carmelo, 28 ans, manœuvre, né en Sicile. — Apparition du trachome à l'âge de 11 ans. Un an après est allé en Suisse, à Brigne, où il fut soigné pendant 2 mois. En 1918, à Sepey (1000 mètres d'altitude) et à Leysin, poussée aiguë de trachome.

Il va à l'asile des aveugles de Lausanne où il reçoit des soins. Part peu après aux armées, puis revient à Lyon en 1919, où il présente une nouvelle poussée aiguë, le 3 août.

Voici donc un homme qui, atteint de trachome à l'âge de 11 ans, a vécu en Suisse à différentes altitudes pendant seize ans consécutifs, et qui cependant présente actuellement encore des poussées aiguës de trachome, même aux moments où il séjourne à une haute altitude.

Cette observation vient bien à l'appui de notre thèse et confirme les données que nous ont fournies les résultats obtenus à l'hôpital de trachomateux de Mont-Dauphin; c'est pour cette raison que nous l'avons citée.

CONCLUSIONS

I. — L'ophtalmie granuleuse, maladie contagieuse, devait nécessairement, pendant la guerre, prendre une plus grande extension, ne serait-ce qu'en raison de la présence d'Africains et d'Indo-Chinois, races particulièrement atteintes par le trachome.

II. — Les documents que nous présentons prouvent que sur 46.013 consultants et 6.893 hospitalisés pendant les années 1915-16-17-18, nous avons trouvé 1.167 trachomateux, soit 2,2 %.

III. — Les formes graves du trachome ont été relativement rares, certainement en raison des soins médicaux qui leur ont été donnés.

IV. — Un hôpital spécial de granuleux, basé sur l'isolement et la climathotérapie, avait été organisé à Mont-Dauphin, à une altitude de 1.050 mètres. On y a dû surtout traiter médicalement les malades, et les résultats de l'altitude ont été très douteux.

Si l'altitude a un rôle un peu préventif, son rôle ne semble pas curatif. C'était à prévoir, car l'influence de l'altitude n'est qu'une des causes du peu de trachomateux dans les montagnes. A cette cause s'ajoute le peu de densité de la population; et d'autre part les granuleux sont très rares dans certaines contrées bordant l'Océan, ou de faible altitude, comme par exemple au Havre, à Nantes, Reims, Lyon (1 %). Leur proportion est le plus élevé en Égypte (93 % à Alexandrie), dans certaines villes de Belgique et d'Italie (80 à 75 %).

V. — La loi de 1831 sur les pensions militaires avait prévu des gratifications et des pensions pour les trachomateux. Sur 4.744 rapports médico-légaux faits à Lyon il n'y a eu que 8 propositions pour incapacité de travail d'origine trachomateuse.

BIBLIOGRAPHIE

1866 — FANO. Traité pratique des maladies des yeux, *Paris, Librairie Delahaye*, 1866.

1882 — SATTLER. Nature du trachome (*Congrès d'ophtalmologie d'Heidelberg*).

1887 — FOUGEROUSSE. Étude clinique sur la contagion et la marche de la conjonctivite granuleuse étudiée spécialement dans la région lyonnaise (*Thèse de Lyon*).

1891 — CHIBRET. De l'immunité de la race celte (*Ann. d'oculistique*).

1901 — JITA. Le trachome dans les écoles d'Amsterdam (*Soc. d'ophl. néerlandaise, Leyde*, 1901).

1902 — MUTTERMILCH. De la nature du trachome (*Ann. d'oculistique*).

1905 — ROLLET. Histoire de l'ophtalmologie à Lyon (*Revue scientifique*, 20 avril et 6 mai 1905).

1906 — COSMETTATOS. Le trachome en Grèce (*Recueil d'ophtalm.*, 1906).

1908 — KARDO-SISOÏEFF. Le traitement des diverses formes de trachome par le radium (*Thèse de Saint-Pétersbourg*, 1908).

1909 — BEAUVOIS. Le trachome et l'émigration (*Recueil d'ophtalm.*, mai 1909).

1909 — GREEF. The infective agent of trachoma (*Lancet*, avril 1909).

1909 — COOVER. Nouveau procédé opératoire pour le traitement du trachome (*Ophtalm. Record*, fév. 1909).

1909 — CECCHETO. Sur quelques particularités des corpuscules du trachome (*Ann. di oft.*, 1909).

1909 — LINDNER et HOFSTAEDTER. Recherches sur le trachome (Wiener ophtalm. gesel., 27 oct. 1909).

1909 — MUTTERMILCH. L'étiologie et la nature du trachome (Arch. fr. opht., 1909).

1909 — TENSON A. La guérison du pannus trachomateux par le jéquirity (Soc. d'ophtalm. de Paris, 12 oct. 1909).

1909 — ICHIKAWA. Contribution à l'étude du trachome (Arch. f. ophtalm., 1909).

1910 — EATON. Etiologie, prévention, traitement et guérison du trachome (Ophl. Record, août 1910).

1910 — COLIN. Le trachome dans la région de Nice (Ann. d'oculistique, déc. 1910).

1910 — JOCQS. Le traitement du trachome (La Clinique ophtalm., mars 1910).

1910 — MACUCO. Le trachome au Brésil (Revue gén. d'ophtalm., 1910).

1910 — BIETTI et BIETTI. Sur l'importance des corpuscules du trachome (R. de Fisioeritici, Sienna, nov. 1910).

1910 — GALLEUGA et CECCHETO. Des corpuscules du trachome dans l'épithélium et le connectif de la conjonctivite granuleuse (Ann. di oftalm., 1910).

1910 — PASCHEFF. Recherches sur la nature et l'étiologie du « trachoma verum » (Arch. d'ophtalm., janv. 1910).

1910 — MENACHO. Prophylaxie du trachome (Arch. de oft. hispano-améric., juil. 1910).

1911 — MAC CALLAN. Les divisions du trachome, le traitement de cette affection et de ses complications (Arch. d'ophtalm., sept. 1911).

1911 — BLANCO T. Etiologie du trachome (Arch. de oftalm. hispano-améric., juillet 1911).

1911 — DE METS. Le sous-acétate de plomb dans le traitement du trachome (Soc. franç. d'ophtalm., mai 1911).

1911 — JACOVIDÈS. Un mot sur la pathogénie et le traitement du trachome (Arch. d'ophtalm., mars 1911).

1911 — ICHIKAWA. L'altération trachomateuse de la conjonctive sclérale (Graef's arch. f. ophtalm., 1911).

1911 — COUDRAY. La répartition géographique du trachome en France (Ann. d'oculistique, juin 1911).

1911 — BOURGEON. Le trachome à Lyon (Thèse de Lyon).

1911. — HARTSON. 50 cas de trachome traités par la neige carbonique (*La Tribune médicale*, 1911).

1911 — MONN et BAUM. Traitement du trachome et du catarrhe folliculaire par la lumière de quartz (*Klin. Monatsbl. f. Augenheilk*).

1911 — F. M. FERNANDEZ. Le trachome à Cuba (*Cronica médico-quirurgica de la Habaña*, 15 févr. 1911).

1911. — GRÖNHOLM. Du traitement du trachome par la lumière de Finsen (*Finska Läkaresällskapets handlingar*, 1911).

1912 — MAY C. Traitement du trachome par le radium (*Ophtalmology*, juillet 1912).

1912 — RULOT et VAN DUYS. A propos de la prophylaxie du trachome (*Ann. de la Soc. de méd. de Gand*, nov. 1912).

1912 — ROLLET. Le trachome (*Rev. intern. de méd. et de chirur.*, avril 1912).

1912 — CUÉNOD. Le trachome en Tunisie (*La Tunisie médicale*, septembre 1912).

1912 — NICOLLE, BLAISOT, CUÉNOD. Sur la pathogénie du trachome (*Acad. des sc.*, 16 juil. 1912).

1912 — RUDAS. Le traitement du trachome avec l'acide iodique (*Arch. f. Augenheilk*, 1912).

1913 — MAC MULLEN. Le trachome, problème national (*Public Health bulletin*, 9 nov. 1912, et *Méd. Record*, 1913).

1914 — Th. AXENFELD. L'étiologie du trachome (*Congrès d'ophtalmologie de Saint-Pétersbourg*, août 1914).

1917 — V. MORAX. Rapport sur un travail du Dr Chappé, intitulé : « Les trachomateux aux armées » (*Bull. de la Soc. d'opht. de Paris*, p. 240).

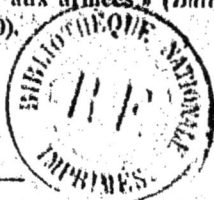

TABLE DES MATIÈRES

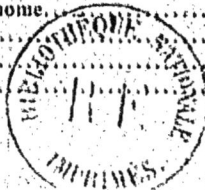

Dijon. — Imp. Veuve Paul Berthier.

www.ingramcontent.com/pod-product-compliance
Lightning Source LLC
Chambersburg PA
CBHW070859210326
41521CB00010B/1999